脳科学者が教える
やっかいな脳のクセを
リセットする

朝5分の呼吸法

BUSY

RESET

CLEAR!

医学博士・
セロトニンDojo代表
有田秀穂
HIDEHO ARITA

JN132905

SOGO HOREI PUBLISHING CO., LTD

はじめに

今、時代は大きく変わりつつあります。21世紀になって、誰もがパソコンやスマホを使うようになり、たいへん便利で快適な生活ができるようになりました。「IT社会」「AI（人工知能）時代」とも呼ばれ、インターネットで買い物や銀行取引、情報検索、メールやSNSによるコミュニケーション、プレゼンテーションの作成……いつでもどこでも、なんでも自由にできるようになり、デジタル機器は生活に欠かせないアイテムになりました。

一方、AIの登場で、人間の仕事が奪われる不安も囁かれています。

デジタル機器は、人間の脳で言うなら「認知機能」を担い、単純な計算から複雑な情報処理に至るまで即座にこなします。膨大な容量の記憶を備え、将棋や碁などにおける推理機能、翻訳などの言語機能など、多くの「知力」が搭載されてきました。実現された新機能は、人間の通常能力をはるかに凌ぎます。人間の知力がＡＩに脅かされるケースも出現してきました。

私は脳科学を専門にする立場から、デジタル機器にない人間の脳機能に注目して研究して参りました。それを本書にまとめてあります。

両者の違いを述べる前に、デジタル機器と人間の脳で共通な部分を確認しておきましょう。それは、電気信号で情報をやりとりするところです。１４０億個ある脳細胞は、全て「インパルス」という電気信号で情報伝達を行います。デジタル機器も同じように電気信号で情報を処理します。その処理能力は、速度や容量、正確さなどの点で、デジタル機器に軍配が上がるでしょう。

ところが、人間の脳には、デジタル機器には真似できない特性があります。脳内物質を分泌させて、脳機能を修飾する働きです。

それが、幸福感や悲しみなどの「情動」、いわゆる「心」を形成するのです。

心を演出するのは電気信号ではありません。さまざまな脳内物質です。デジタル機器は当然ながら、このような物質を分泌する機能を持ちません。

本書では、主要な脳内物質として、セロトニン、オキシトシン、ドーパミン、ノルアドレナリンを取り上げています。古代ギリシャ時代には、「精神精気」と呼ばれて、脳機能の主役と位置づけられてきたものです。これらの脳内物質は、人間における、元気、幸福感、愛情、ストレス（苦）とその解消、意欲、貪り、恐怖、不安、爽やかな気分、クールな覚醒状態などを演出し、調整しています。

それだけではありません。人間だけが「情動の涙」という、共感による涙を流します。もちろん、デジタル機器が泣くことはありません。人間以外の動物も、「情動の涙」を流すことはありません。

なぜ、人間だけが情動の涙を流すのか、本書では脳科学の立場から解説しています。

デジタル機器の進化は日進月歩ですが、直観やひらめきという人間の能力を、デジタル機器は現時点で実行できません。この能力は、情報処理の速さや記憶容量や処理の正確さとは無関係なのです。頭の回転の速さや記憶力や論理的思考、すなわち「知力」によって、実行されるわけではないものです。大脳の最先端にある「直観脳」が担います。この直観とひらめきこそが、イノベーションを生み出し、時代を動かしてきました。

その「直観脳」を活性化させるためには、人間の生命活動に直接関与しない、呼吸法やウォーキング、ガム噛みなどが有効です。薬やサプリメントでは「直観脳」を活性化することができません。

人間ならではの脳の力をフル活用して、ＩＴ社会・ＡＩ時代をハッピーに暮らす生活習慣を本書で紹介します。

CONTENTS

第3章 ふれあいで絆を育むオキシトシン 93

第4章

ストレスを人生の味方に変えるドーパミン

第7章 ひらめきとイノベーションを生むセロトニン活性 193

イラストレーション
高柳浩太郎
DTP・図表
横内俊彦
校正
池田研一
ブックデザイン
アルビレオ

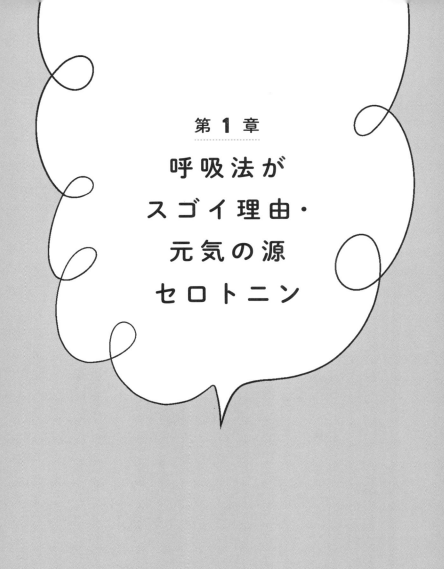

第1章

呼吸法が
スゴイ理由・
元気の源
セロトニン

日常の呼吸は無意識に行われます。

しかし武道では、意識的に呼吸を行うことを大切にしてきました。鎌倉時代から続く弓馬術の三十一世宗家、小笠原清忠《おがさわらきよただ》氏による『武道の礼法』（日本武道館、２０１０）では、「どのように些細な動作であっても、常に意識的な呼吸を心がけて、その呼吸に動作を合わせることから始めます」と解説されています。この意識的な呼吸は「丹田《たんでん》呼吸法」と呼ばれ、武道では、この呼吸に動作を連動させることに、最大の配慮がなされます。

それはなぜなのか？　第１章では、呼吸法が脳にどんな影響を与えるのか、その理由をご紹介していきましょう。

呼吸法は「幸せホルモン」を呼び覚ます

・呼吸法を行うと、脳内セロトニンが分泌され、脳の働きが変化する
・セロトニンはネガティブな気分をつくる脳システムを制御して、心の状態を明るくする
・セロトニンは「幸せホルモン」。不足すると心身にさまざまな不調が起きる

呼吸法の歴史は驚くほど古い！

日本のみならず、呼吸法は昔から世界各国で健康法として行われてきました。インドでは、呼吸に意識を向けながらさまざまなポーズを取る**ヨガ**が古くから行われています。古代中国でも、仙人の不老長寿術として**気功法**が実践されてきました。

そもそも、呼吸に意識を向けることで、心身に特別な変化が起きることに、初めて気づいたのは、約2500年前の**釈迦**《しゃか》です。彼は、**丹田呼吸法を行うと、身体も疲れなくなり、心も整うようになる、人はそのようにできている**と気づいたのです。

それが「悟り」として弟子たちに伝えられ、時代を超え、国を超えて、今日まで実践され続けているのです。

実はその釈迦の気づきは、脳科学で説明することができる現象なのです。

呼吸法で脳の働きが変わる

呼吸法を実践すると、本当に心身に変化が起こるのか？　気分的なものじゃないのか？　まずは具体的なデータとともに、呼吸法で脳に起きる変化について解説しましょう。

脳波で脳の状態が変わるかを見てみると……

私たちは、日常的に丹田呼吸法を行う禅僧の方々のほか、初めて丹田呼吸法を行う若者を集め、30分ほど丹田呼吸法を行ってもらい、脳波を測定する実験を行いました。**脳波に変化があれば、大脳の働きが変わったということ**です。

初めて丹田呼吸法に挑戦する人が実験にいても問題ありません。後に詳しく解説をしますが、丹田呼吸法は、意識的に腹筋収縮を行う呼吸のことです。筋電図を用い、被験者が腹筋の収縮を確認しながら呼吸法を実施できるよう工夫しました。

そうして丹田呼吸法を行ってもらうと、禅僧の方も初めての人も、脳波に特別なα《アルファ》波が出現したのです。

一般に、覚醒している時の脳波は、β《ベータ》波が現れます。そして、目を閉じるとただちにα波が出現し、しばらくすると、睡眠脳波（δ《デルタ》波）に移行します。これが脳波の正常な変化です。

ところが、目を開けてしっかり覚醒した状態で、丹田呼吸法を5分以上続けると、やがて、β波の中に、**特別なα波**が混入し始めます［図1］。目を開けたままでも、呼吸

［図１］ 目を開けたまま呼吸法を行った時の脳波の変化

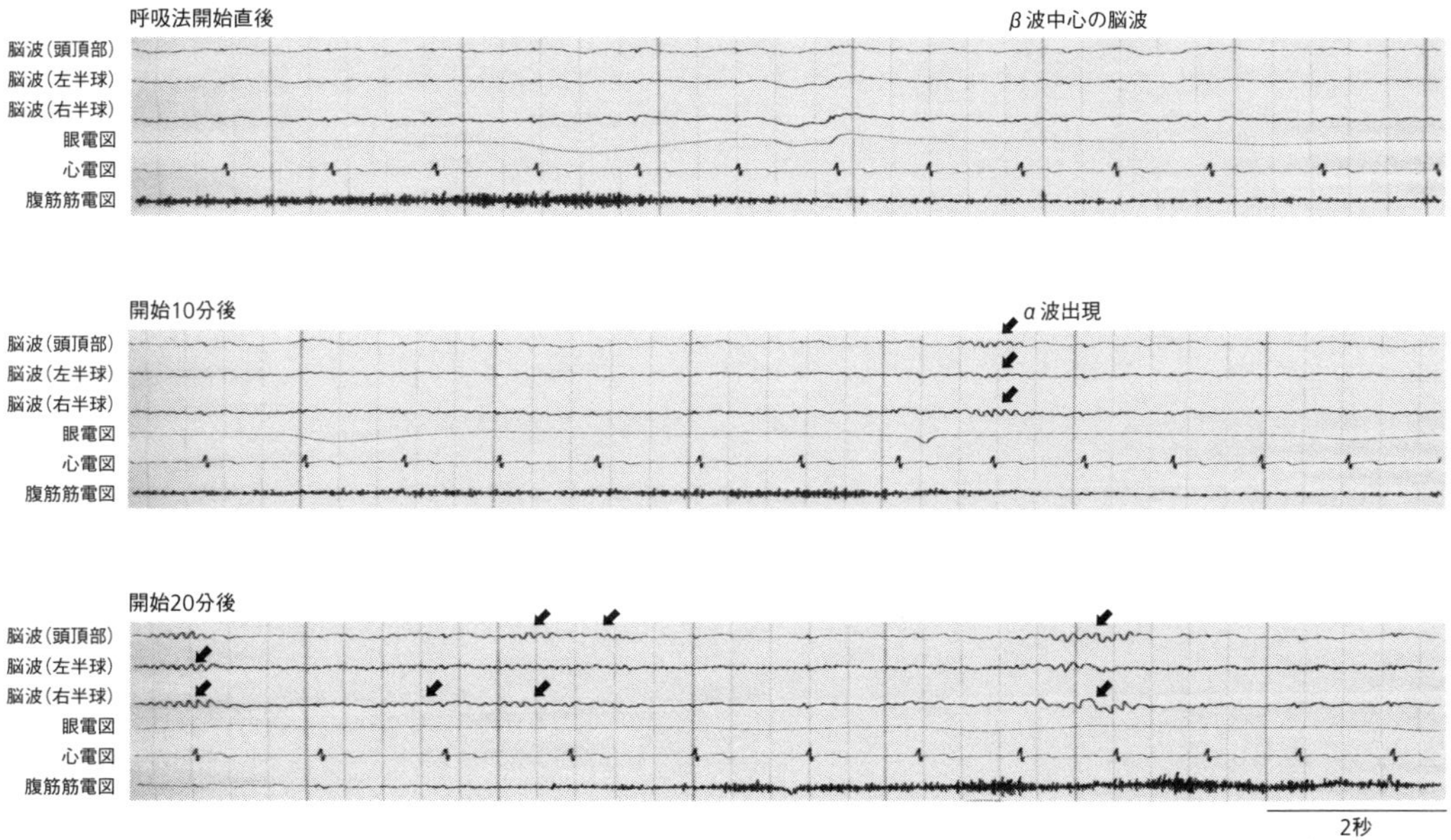

腹筋筋電図を見ると、しっかり腹筋を使って呼吸法が行われていることがわかる。
呼吸法を始めて10分後から、α波が出現するように（矢印箇所）。20分経過すると、頻繁に出現する。

［図２］目を閉じながら呼吸法を行った時の脳波の変化

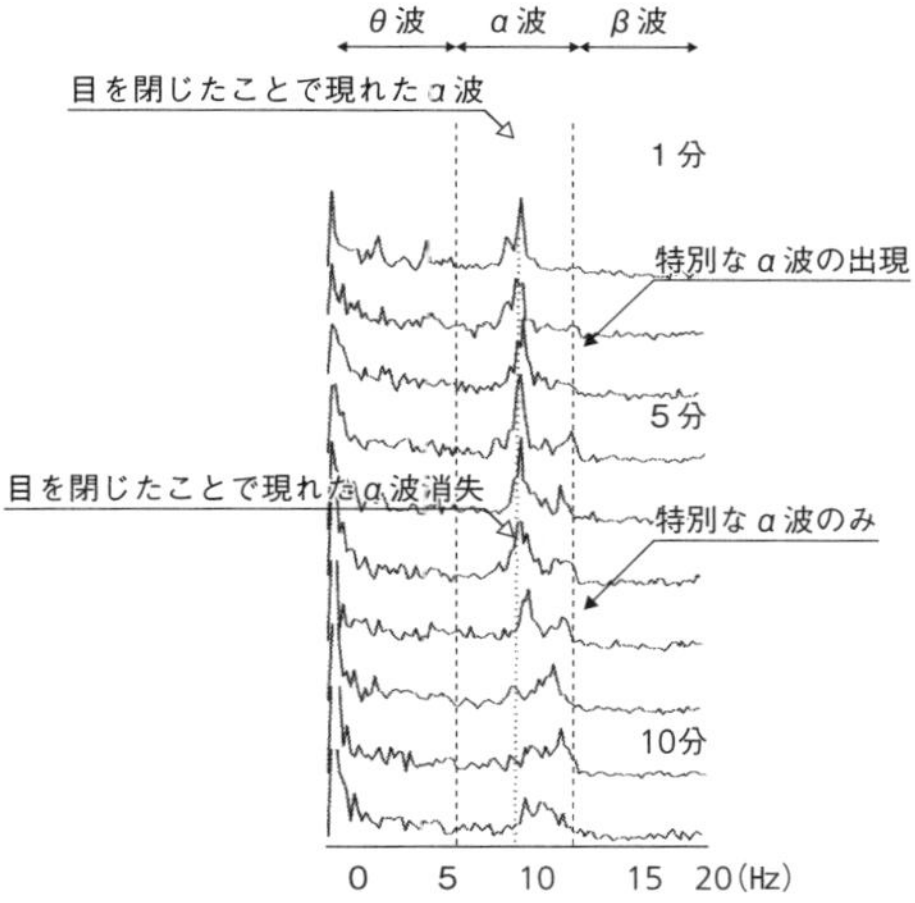

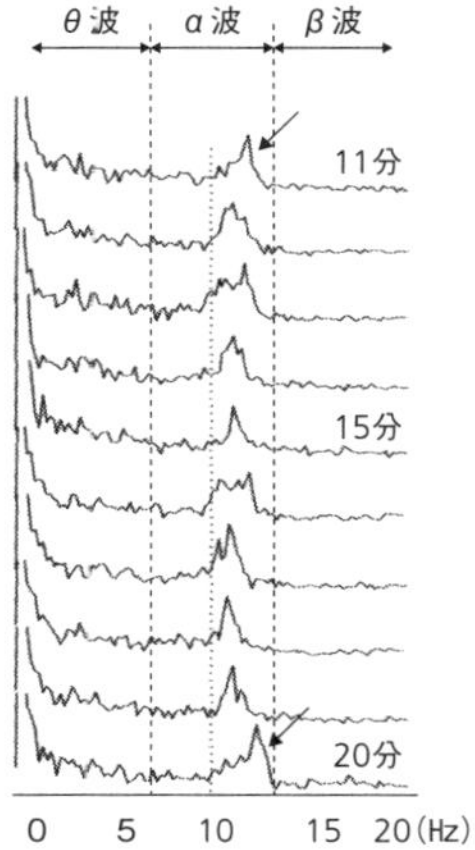

目を閉じている時は、はじめからα波が出ているが、およそ７分後に消失する。
４分後ぐらいからは、別の特別なα波が出現。その山の大きさは次第に大きくなり、20分後まで継続して現れる。

法で脳の状態が変わったことの紛れもない証拠です。

次に、目を閉じてα波がすでに出ている状態で、丹田呼吸法をしてもらいました。すると5分ほどで**別の特別なα波**が新たに出現し、やはり脳の働きが変わりました［図2］。なお、前者を$α_1$波、後者を$α_2$波と呼びます。

脳の働きを変えたのは「セロトニン」

では具体的に、脳の中でなにが起きているのか？　それは、**セロトニン神経が活性化し、「セロトニン」と呼ばれる脳内神経伝達物質の分泌が増えた**のです。

これからより詳しく解説しますが、セロトニンが分泌されると脳の諸機能に変化が起こります。その結果、ネガティブな気分が改善します。さらに、共感や直観に関する脳の部位を活性化させて、他者に対する敬愛や尊敬の念、あるいはインスピレーション能力を高めます。

また、インナーマッスル（体幹筋）の緊張を高めて姿勢を正しく安定させますし、集中して無心に物事を行える脳の状態をつくり出します。そのため、武道では呼吸が重

呼吸法による脳波の変化

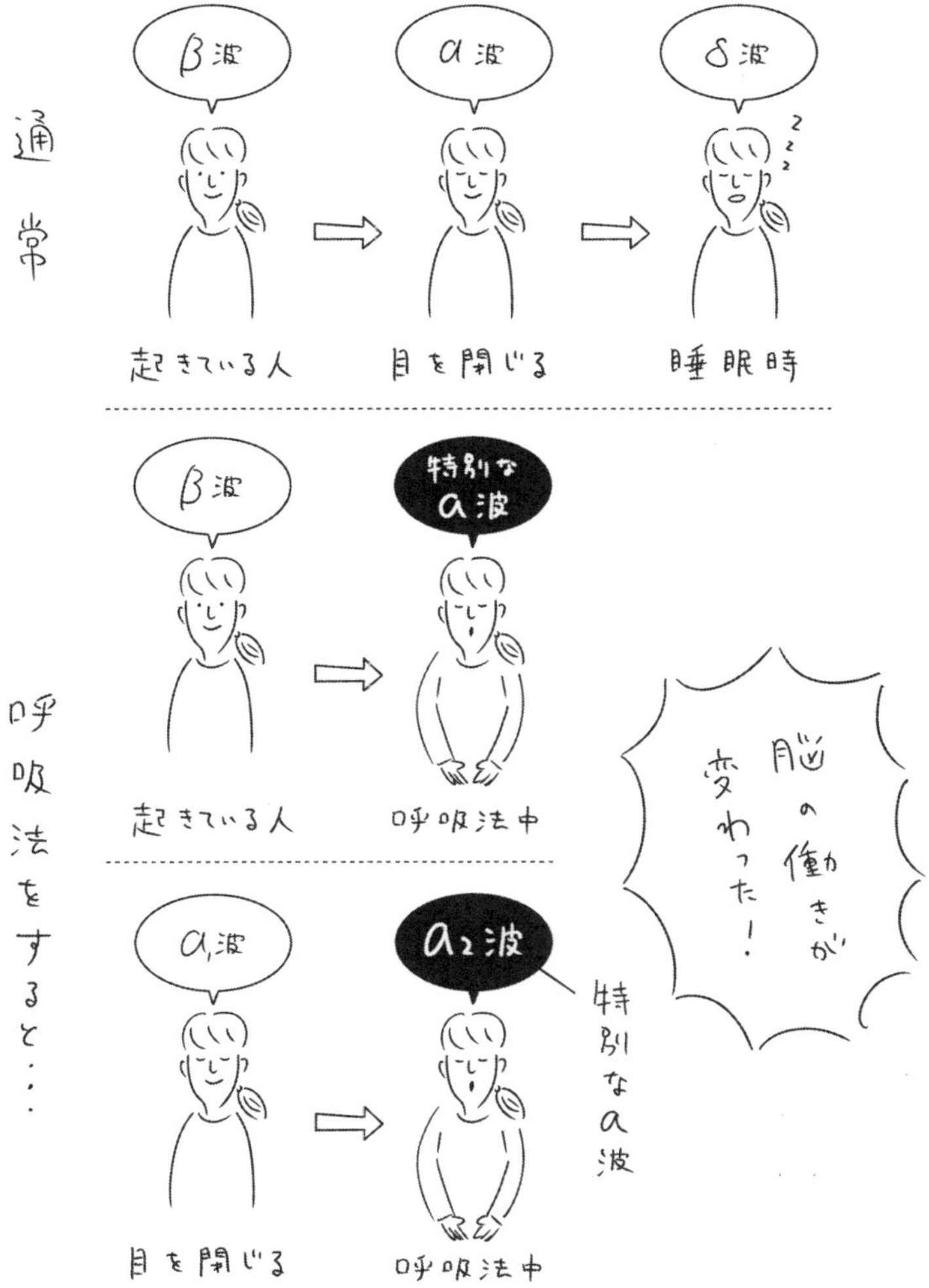

んじられてきたのだと考えられます。

丹田呼吸法を行った前後で血中セロトニン濃度を比較すれば、実際にセロトニンが増えたかがわかります。

すると、［図3］に示されるように、丹田呼吸法の後で、血液中のセロトニン濃度が統計学的に有意な上昇を示しました。程度の差はあれ、禅僧の方も全く初めての方も、脳内セロトニンが増加していました。

［図3］**呼吸法前後の血中セロトニン濃度の変化**

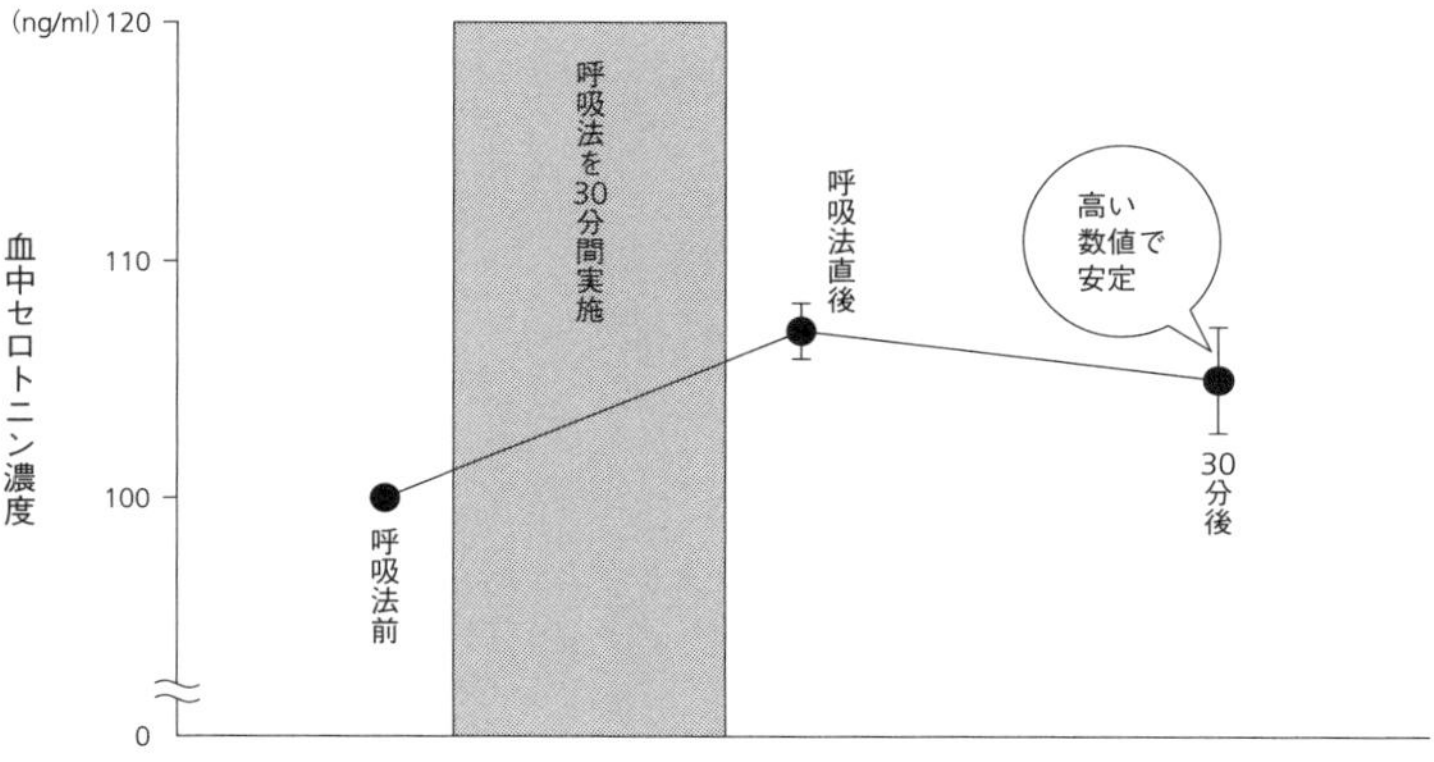

呼吸法を行うと、血液中のセロトニンの濃度が上昇する。

セロトニンは心の状態にも影響を与える

１９７０年代以降、世界の脳科学者たちによる精力的な研究のおかげで、今では脳内セロトニンは、心身の元気を演出する物質として脳科学的に確立されてきました。**「幸せホルモン」**とも称されています。

事実、セロトニンが増えて脳の状態が変容すると、心の状態も変化することが確認できています。私たちは、国際的によく使われる心理テスト「ＰＯＭＳ」を使って、呼吸法前後の心の状態の変化を調べました。

すると、丹田呼吸法を行った後は、緊張・不安の気分が軽減され、うつ傾向も減り、他人に対する怒りや敵意も少なくなり、疲労感や心の混乱も解消されました［図４］。これは、単に「なんとなく気分が良くなった」のではなく、セロトニンによって、ネガティブな気分を生み出す脳のシステムが制御されたためです。

あなたのセロトニン不足をチェック

脳内セロトニンがきちんと分泌されていないと、不安になったり落ち込みやすくなったりするほか、さまざまな不調が現れます。目覚めも悪く、疲れがとれにくく、集中力も低下します。［図5］のチェックリストでは、どの程度セロトニンが不足しているかがわかります。みなさんもぜひ、確認してみてください。

［図4］**呼吸法前後の心理テスト（POMS）の成績変化**

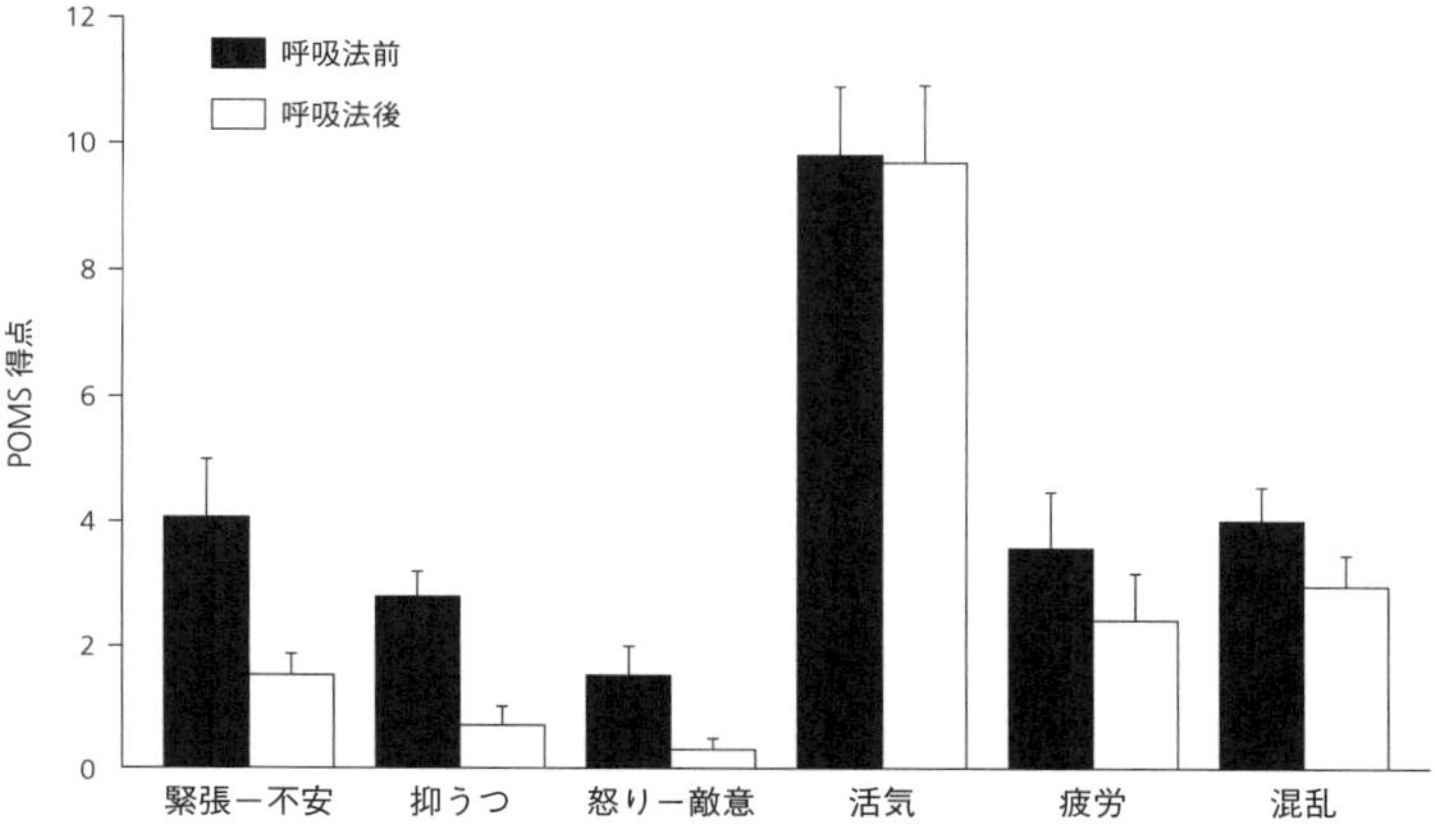

［図5］**セロトニン欠乏状態チェックリスト**

	強くある	中程度ある	少しある	まったくない
朝、頭がすっきり目覚めない	3	2	1	0
朝から疲れている	3	2	1	0
朝、体のどこかに痛みがある	3	2	1	0
寝付きが悪い	3	2	1	0
就寝時、途中で起きる	3	2	1	0
夢を見る	3	2	1	0
低体温だ	3	2	1	0
低血圧だ	3	2	1	0
便秘がある	3	2	1	0
表情がトロンとしている	3	2	1	0
すぐにしゃがみこんでしまう	3	2	1	0
噛む力が弱いと思う	3	2	1	0
関節や筋肉に慢性の痛みがある	3	2	1	0
慢性的に頭が重い	3	2	1	0
キレやすい	3	2	1	0
落ち込みやすい	3	2	1	0
集中できない	3	2	1	0
パソコンを長時間使う	3	2	1	0
昼夜逆転の生活だ	3	2	1	0
太陽を浴びることがあまりない	3	2	1	0

合計点数が10点以下なら問題なし。11〜20点は、軽度セロトニン欠乏状態。21〜30点は中等度のセロトニン欠乏状態。31点以上は重度のセロトニン欠乏状態です。本書で紹介するセロトニン活性に積極的に取り組みましょう。

脳全体に働きかけるセロトニンの役割

・セロトニンは脳全体のさまざまな機能に働きかけ、頭・心・身体のバランスを整える
・セロトニン活性を継続すると、脳の構造が変化し、セロトニンレベルを高く保てるようになる

セロトニンが脳の状態、心の状態に影響を与えることはわかりましたが、セロトニンとはどういったもので、どんな役割を果たしているのか？　セロトニンはどうやって心と身体を元気にしているのか？　より詳しく紹介していきましょう。

セロトニンは、腸管や肝臓などでもつくられますが、脳では「脳幹正中部《のうかんせいちゅうぶ》（縫線《ほうせん》核《かく》）」に分布する神経細胞がセロトニンを合成します。それを「セロトニン神経」と呼びます。

図6　脳全体に働きかけるセロトニン

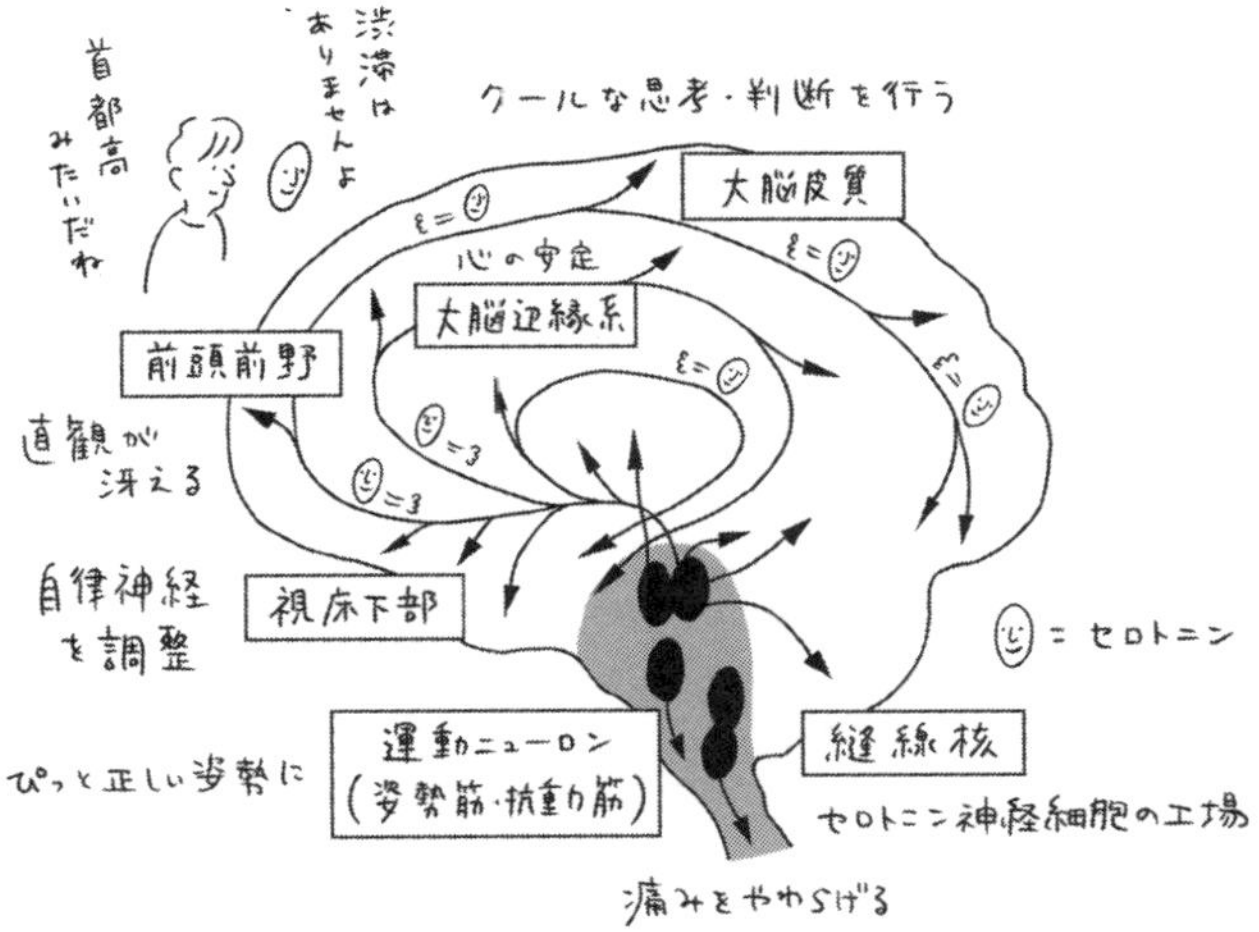

その数はとても少なく、たった数万個。脳全体では約１４０億の神経細胞が存在しますから、ほんのわずかです。ところが驚いたことに、セロトニンは軸索《じくさく》というケーブルを張り巡らせて、脳のさまざまな部位にセロトニンを送り、脳全体に影響を与えているのです［図６］。

元気をつくるセロトニンの6つの働き

セロトニンは、人間の営みに関する各種の脳機能に影響を与えています。

①大脳《だいのう》皮質《ひしつ》（思考の領域）に働きかけ、しっかり覚醒させる
②大脳《だいのう》辺縁系《へんえんけい》（心の領域）に働きかけ、不安を形成する神経システムを鎮める
③前頭前野に影響を与えて、共感や直観の機能を活性化する
④姿勢筋・抗重力筋を支配する運動ニューロンに働きかけ、姿勢や顔つきをシャキッとさせる
⑤自律神経の上位中枢に働きかけ、交感神経と副交感神経のバランスを整える
⑥全身からの痛覚伝導に介入して、鎮痛効果を発揮する

これらをまとめると、人間の「元気」な状態をつくりだしていることがわかります。

さらなる脳科学研究の結果、脳内セロトニン神経には次のような特性があることがわかりました。

セロトニンは起きている間は分泌され続けている

第一に、セロトニン神経は、睡眠中にはほとんど活動しません。しかし、覚醒して

いる間は、持続的・規則的に活動しています。

セロトニン神経を活性化させる三つの因子

覚醒時、セロトニン神経を活性化し、セロトニン分泌を増強させる因子には、主に次の三つがあります。

- **生命活動に直結した「リズム性の運動」（呼吸リズム運動、歩行リズム運動・咀《そ》嚼《しゃく》リズム運動）**
- **グルーミング行動（スキンシップやおしゃべりなど）**
- **太陽の光**

心と身体を元気にする呼吸法のやり方

・呼吸には「生きる呼吸」と、「呼吸法の呼吸」の2つのタイプがある
・呼吸法のコツは、腹筋を使って長く吐くこと
・呼吸法を行うときは、呼吸だけに集中する
・セロトニン神経を活性化させるには最低5分、呼吸法を行う

ふだんの呼吸との違いは？

座禅、瞑想、丹田呼吸法……いずれであれ「呼吸法」とは、セロトニン神経を活性化させる「呼吸リズム運動」のことです。

心と身体の元気に効く「呼吸法」のやり方を解説する前に、まずはいつもしている

呼吸との違いを理解しなければ、呼吸法はできません。「生きる呼吸」と「呼吸法の呼吸」の二つの呼吸について説明しましょう［図7］。

生きる呼吸

生きる呼吸は、生まれてから死ぬまで、睡眠中も休むことなく、無意識に行われています。その役割は、60兆個ある全身の細胞に酸素を供給し続けて、エネルギーを生み出すことです。生命活動に不可欠ではあっても、脳に特別な作用はしません。

「生きる呼吸」に使われる筋肉は、主に「横隔膜《おうかくまく》」です。横隔膜はドーム状をした膜様の筋肉で、胸部と腹部の間に位置します。横隔膜が収縮すると、ドームが平らに押し下げられ、その上にある肺が拡張し、空気が気管を介して吸い込まれます。この時、上腹部のみぞおちが膨らみます。

横隔膜に収縮の指令を出すのは脳幹の呼吸中枢で、休むことなく「吸え」という指令を出し続けています。肺から空気が吐き出されるのは、「吸え」という指令が中断するからで、特別に筋が収縮することはありません。伸ばされたバネが元の位置に戻る

図7　2つの呼吸は動きが違う

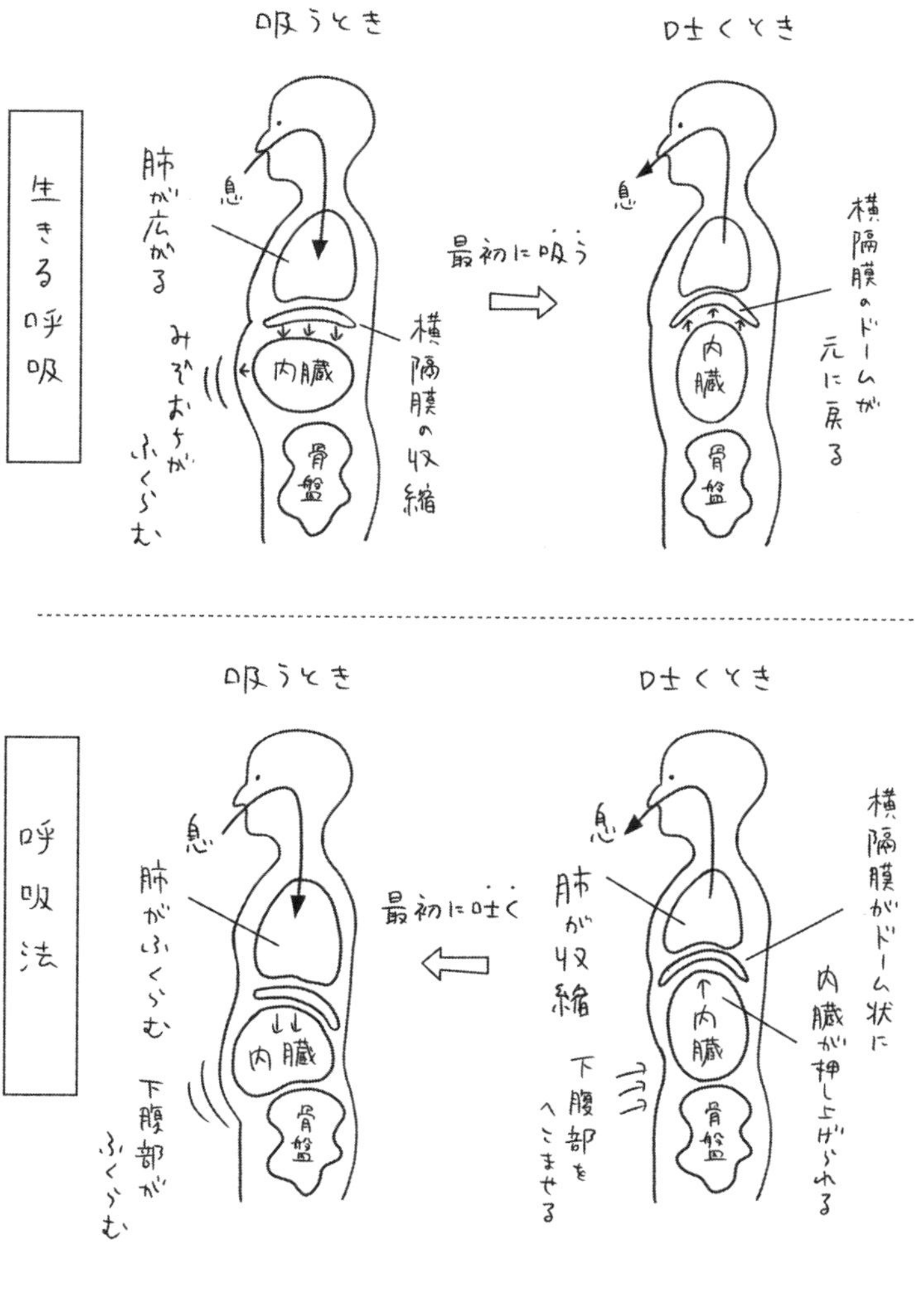

ように、自然に肺から息が吐き出されます。

「生きる呼吸」の動きは確認しにくいかもしれません。なぜなら、横隔膜は直接触れることはできませんし、「生きる呼吸」は自律的・無意識に行われているからです。

しかし、確実に感じ取る方法があります。椅子に浅く腰掛けて、背筋を伸ばします。片方の手のひらをお臍《へそ》より上のみぞおちに当て、もう一方の手のひらを臍より下の下腹部に当てます。そうして、手のひらに感じる腹部の動きを観察します。みぞおちの方がフーッと膨らみ、下腹部は動きません。

このみぞおちの膨らみが、横隔膜の収縮によって腹部内臓（胃や肝臓）が圧迫されてつくられた「生きる呼吸」の動きです。

呼吸法の呼吸

身体と心を整える、つまり、脳機能に影響を与える「呼吸法」は、肺から空気を吐き出すための筋肉、すなわち**腹筋を意識的に収縮させる**という点で、「生きる呼吸」とは異なります。**最初に吐く運動から始める**、と考えるとわかりやすいでしょう。

腹筋の収縮は、下腹部を凹ませる動きを引き起こし、その結果、内臓が圧迫されて、横隔膜ドームが押し上げられます。骨盤や背骨があるので、内臓全体が肺側に持ち上げられるのです。その結果、肺が圧縮され、呼吸ガスが吐き出されます。

この時、腹筋収縮の司令を出すのは、自律的・無意識に働く呼吸中枢ではなく、「大脳皮質」です。したがって、意識的に「吐け」という指令が発せられます。**「意識して吐く」という運動を、なるべくゆっくりと、しっかりと実行すること**が呼吸法のポイントです。

時計で計る必要は必ずしもないですが、**8〜12秒位かけて吐く**のが普通です。なお、古代中国の気功法では、下腹部のことを「丹田」と呼んでいたので、このように腹筋を意識的に収縮させて、下腹部を凹ませる呼吸を、丹田呼吸法と呼ぶようになったのです。

「呼吸法」の動きは簡単に感じ取ることができます。「生きる呼吸」を感じ取る場合と同じように、手のひらをみぞおちと下腹部に当てます。ゆっくりと静かに声を「アー」となるべく長く発声します。誰でも、下腹部がしっかりと凹みます。次にゆっくりと息を吸い込むと、下腹部が元の位置に膨らんできます。この動作を繰り返し行うのが、

丹田呼吸法のやり方

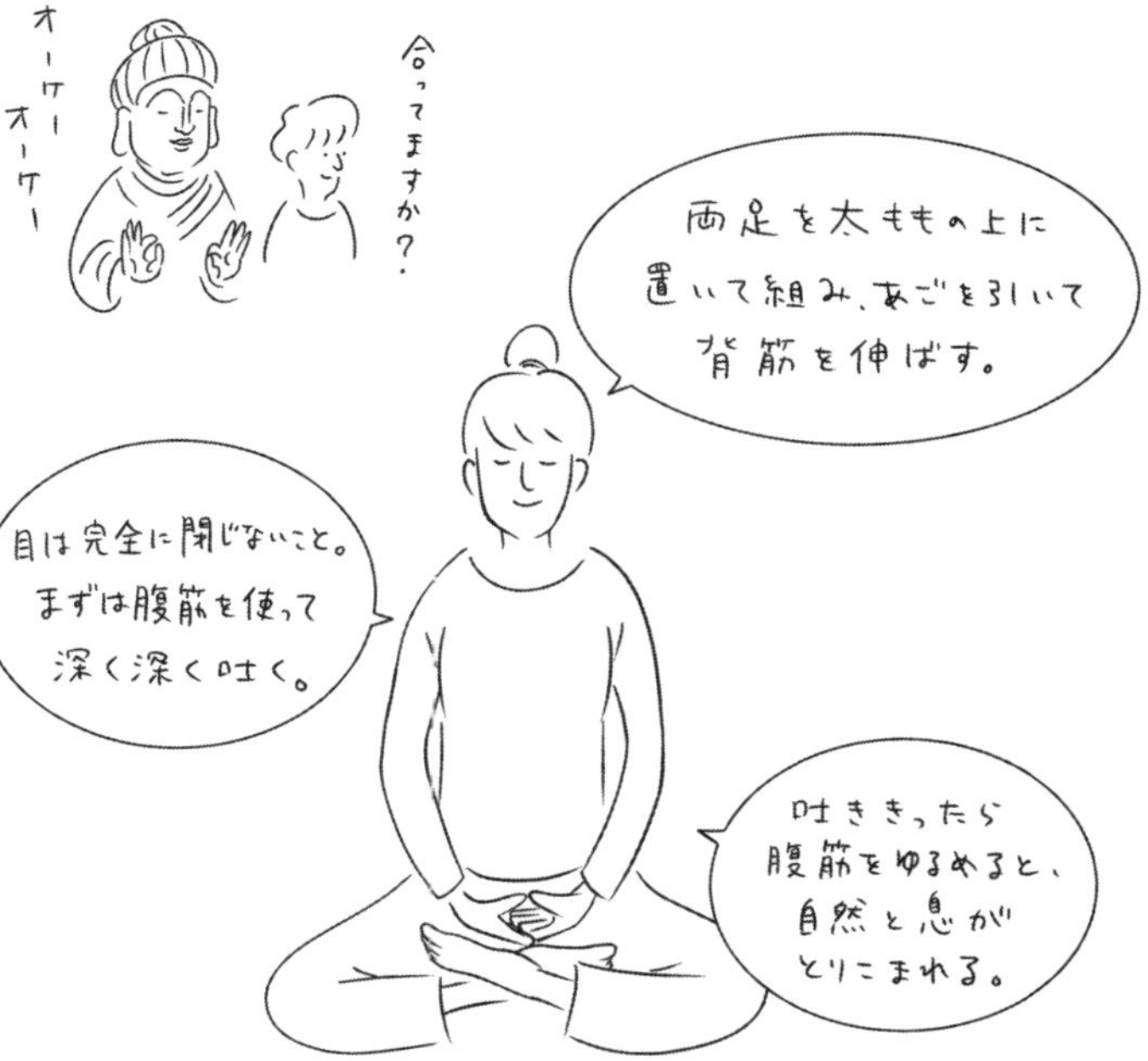
オーケーオーケー
合ってますか？
両足を太ももの上に置いて組み、あごを引いて背筋を伸ばす。
目は完全に閉じないこと。まずは腹筋を使って深く深く吐く。
吐ききったら腹筋をゆるめると、自然と息がとりこまれる。

初めてやる人は、声を出しながら実践すると、すぐに覚えられます。慣れてきたら、声を出さずに行えるようになります。歌の練習では腹式呼吸の呼吸法として実践されることがありますが、基本的に同じことです。

「呼吸法の呼吸」です。

集中してやっていると、**5分ぐらいでセロトニン神経が活性し始めますので、最低5分は呼吸法を行う必要**があります。まずは5分から始めて徐々に時間を長くし、30分程度やるのが理想的です。

後に詳しく説明しますが、おすすめは朝です。朝起きたら、太陽の光を感じながら、5~10分だけゆっくり呼吸法を行う時間を設けてはいかがでしょうか。

呼吸法としてできるいろんな趣味

しっかりと吐く呼吸運動を、集中して行うことがポイントなので、声を出して、お経(般若心経)を唱え続けることも、歌を歌うことも、同様の効果があります。いずれも脳波や心理テストで同様の変化が確認されました。したがって、**一人カラオケで歌いまくるのはネガティブな気分の解消に有効だ、と脳科学者としておすすめ**します。

尺八やサックスなどの楽器を吹くのも、脳波と心理テストに同様の変化を起こします。

ほかにも、中国の気功法は今日、**太極拳**として広く行われていますが、ふだんから太極拳を実践している中国からの留学生や、日本人の太極拳愛好家たちからデータを取ると、同じようにネガティブな気分が改善されていることが確認できました。

ヨガも、ストレッチ運動に合わせてしっかりと吐く運動を意識することが重要です。息を止めながら、無理なストレッチを行うのは、脳への効果が期待できません。ヨガのインストラクターの方からデータを取らせてもらうと、やはり特別なα波が出現し、ネガティブな気分の改善がみられました。

なお、ヨガでは、脳波の変化に加えて、前頭前野の血流増加も見出されています。この場所は「チャクラ」と呼ばれ、ヨガでは特別な脳部位と考えられています。この点については、第7章で詳しく解説します。

うつ病の原因はセロトニン不足

・セロトニンが過度に不足すると、うつ病を引き起こす
・セロトニン神経を弱らせるものは、「ストレス」「ふれあい不足」「太陽不足」「運動不足」
・現代の生活はセロトニン神経が活性化されにくい
・デジタル機器は現代社会に欠かせないもの。デジタルとアナログの「ハイブリッド生活」を

脳内セロトニンがきちんと分泌していないと、さまざまな不調が現れるといいましたが、重度のセロトニン欠乏状態は、うつ病や強迫性障害の症状とほぼ重なります。これはつまり、**うつ病や強迫性障害の背景には、セロトニンの欠乏がある**ということです。実際、うつ病や強迫性障害の治療では、ＳＳＲＩ（選択的セロトニン再吸収阻害剤）という、脳内セロトニンレベルを高く保つ薬が使われます。

こうした不調を避けるために、セロトニンレベルを高く保ちたいものですが、ここ

で、セロトニン欠乏状態になる要因をまとめておきましょう。三つの要因があります。

① 簡単には解決できないストレス

もともと正常なセロトニン神経を備えていても、重度のストレスにさらされると、セロトニン欠乏状態に陥ります。精神科では二型躁《そう》うつ病と診断する先生もいますが、躁症状はほとんどありません。

第2章で説明しますが、セロトニン神経は、ストレス中枢から抑制性の信号を直接受ける神経回路を備えています。パワハラなどの精神的なストレス、最愛の人や動物を失ったストレス、過労のストレスなど、さまざまなストレスによって、脳のストレス中枢が興奮し続けると、やがて、セロトニン神経が弱ってしまうのです。

この場合、まずはストレス状態から回避することが大切です。休職や休学をしつつ、セロトニン神経を積極的に活性化させる生活を継続することが肝要です。**セロトニン神経のリハビリをきちんとやれば、心のケガは回復させられます。**

②悪しき生活習慣を長く続けている

引きこもり生活は、セロトニン神経を活性化させる因子があまりに少なく、セロトニン欠乏脳の温床となります。ちょっとしたストレスでうつ症状が重症化するリスクがあります。

もちろん、特別なストレスがなくとも、ゲーム漬けだったり昼夜逆転していたりと、悪しき生活習慣を長く続けていると、セロトニン欠乏脳に陥る危険があります。もともと、正常なセロトニン神経を備えているわけですから、意識改革をして、セロトニンが活性する生活を心がければ、やがて、元気に生活できるようになります。

③セロトニン神経が遺伝的に障害されている

このようなケースは、本書では取り扱いません。この場合は、うつ症状と躁症状を交互に繰り返します。通常、躁うつ病と診断されて、生涯的な治療が不可欠となります。躁症状が明確にあるという点で、本書で扱ううつ病や強迫性障害とは一線をかくします。

お手本は禅僧のライフスタイル

「セロトニンレベルが高い人」を具体的にイメージするなら、禅僧の方々が好例です。禅僧の方々は、早朝から座禅をしたり、お経をあげたりしていますから、ハイレベルなセロトニン活性を行っています。

したがって、覚醒状態は朝から極めてスッキリとしています。不安やネガティブな気分はあまり持たず、平常心で日々暮らしています。言葉や論理よりも直感的な悟りを重んじています。顔つきや姿勢がシャキッとしており、爽やかです。滝に打たれるなどしても、苦痛を無理なく受け流すことができます。

これら全ての状態は、セロトニン神経の活性化、すなわち脳内セロトニン分泌が人並み以上に高い効果と解釈されます。

現代のライフスタイルはセロトニン活性が難しい

現代の生活の中には、脳内セロトニンの分泌を減らしてしまう落とし穴が多く潜んでいます。**「太陽を浴びない生活」**と**「身体を動かさない生活」**です。この生活が、ストレスで心が折れやすくなる「背景」となっています。

その「背景」に隠れているのは何か？　実は、現代生活で不可欠の優れた道具、パソコンやスマホです。パソコンやスマホがあれば、外に出なくても人と会話ができますし、一歩も動かずとも買い物などもできてしまいます。

現代生活はこの道具なしでは成り立たなくなっています。しかし、「諸刃の剣」という言葉がありますが、このよく切れる道具が、心にケガを負わせる原因となっている可能性が高いのです。

うつ病や強迫性障害でセロトニン道場に相談に来る働く人たちに、よくある生活は次のようなものです。

朝、出勤する時は歩きながら、あるいは電車の中でスマホを使い続けます。会社に着くと、今度はパソコンの前に座り、息を詰めて液晶画面を睨みながら作業を続けます。昼休みもパソコンを見ながらコンビニ弁当を食べ、午後もまたパソコンとにらめっこをします。帰路にまたスマホ、そして帰宅すると、ゲームやインターネットで気晴らしをし、ベッドに入ってもスマホを使っている……。

このような生活は、セロトニン神経が活性化されない最悪の状態なのですが、本人はそうと気づかず生活しています。やがて、睡眠障害が現れ、朝起きられなくなり、集中して仕事ができなくなり、昼夜逆転生活に陥り、ついに休職したり、引きこもったりしてしまうのです。するとまた、引きこもり生活がさらに脳内セロトニンを減らすという悪循環に陥ります。

IT社会はうつ病の温床

厚生労働省の統計によると、日本のうつ病の患者数は２０００年以前までは、20万人程度で推移していたのですが、２００５年に63万人、２００８年に70万人、

２０１４年には１１１万6千人と、うなぎのぼりに増加しています。

なぜ、うつ病が２０００年以降に急激に増えたのか？　その理由は、セロトニン神経が日常的に活性化されない社会環境が急激に出現したためだと断言できます。

これまで説明してきた通り、セロトニン神経の活性化因子は、太陽光とリズム運動です。これらの活性化因子が、現代のデジタル社会では急速に排除されてきたのです。

そもそも、スマホは２０００年以前には存在していませんでした。パソコンは１９７０年代に発明されましたが、どこのオフィスでも机の上にパソコンが置かれるようになったのは、２０００年以降です。すなわち、パソコン・スマホが２０００年以降に急速に普及して、ビジネスパーソンの仕事の仕方が変わってしまったのです。

パソコンがあれば、情報検索、書類の作成、メールなどのコミュニケーション、プレゼンなど、全て行えます。これほど優れた道具はありません。机の前に座りっぱなしで、指先を動かすだけで、なんでもできる世の中が突如現れたのです。

それだけではなく、24時間営業のコンビニやファミリーレストランが一般化し、昼夜逆転生活も無理なくできるようになりました。太陽を浴びないで生活し続ける人も多くなりました。

対策としては、セロトニン欠乏状態を引き起こす「背景」にある生活習慣を改善することです。パソコン・スマホを使わない生活は今後あり得ないわけで、この優れた道具でケガを負わないように、その使い方をマスターしつつ、同時に、日常的にセロトニンを活性化させる生活習慣を身につけることが不可欠です。

具体的には、**意識的に太陽を浴び、しっかり集中したリズム運動を生活に取り入れること**です。

デジタルだけで一日を過ごすのは、あまりにも味気ない。デジタル社会は、人類の一万年以上もある歴史の中で、たったの20年足らずです。地球上で繁栄してきた人間にとって、自然ではありません。**人間はＡＩのような生活はすべきではない**のです。

呼吸法はインスピレーションも掻き立てる⁉

現代にも多くの偉人たちがいますが、呼吸法を日常的に実践してきた人たちは少なくありません。

後で詳しく解説しますが、iPhoneを発明し、スマホを一般的なものにした故スティーブ・ジョブズはその好例です。また、大リーグで大活躍したイチローもそうです。彼らの天才的な偉業の背景には、丹田呼吸法の日常的な実践があると、それぞれの伝記に書かれてあります。

最近では、GoogleやFacebookなど、最先端のIT企業も、マインドフルネス呼吸法を取り入れ、ひらめきやインスピレーション能力の向上に活用しています。

もともと日本では、武士の時代に座禅の呼吸法が広く実践されるようになり、それは日本文化に多大な影響を与えてきました。茶道を開いた千利休《せんのりきゅう》、能の世阿弥《ぜあみ》、俳句の松尾芭蕉《まつおばしょう》は、禅僧としても知られます。剣の達人、宮本武蔵《みやもとむさし》も晩年は禅僧の生活を送っています。

座禅の呼吸法を実践する生活が、偉業を成し遂げる背景にあると考えられます。

では具体的にどんなライフスタイルを送れば、セロトニンを生かして元気に、創造性豊かに暮らしていけるのか？　それを第2章で説明しましょう。

呼吸法を研究するきっかけとなった「マルセイユのひらめき」

私はフランス南部の港町・マルセイユで不思議な体験をしました。当時私は睡眠時無呼吸の研究をしていて、セロトニン神経がその改善に重要な役割を果たすことを発見しました。それを論文で発表したところ、世界の研究者から注目を浴び、マルセイユで開催された国際シンポジウムに招待されたのです。

発表前日にマルセイユの海辺を一人散策していたところ、突然に、「座禅の丹田呼吸法はセロトニン神経を活性化させる」というひらめきが頭に溢《あふ》れてきたのです。大変に不思議な啓示体験でした。

COLUMN

帰国して、座禅の古い書物を徹底的に調べ、セロトニンの科学論文も総ざらいしました。そして、このひらめきが間違っていないという確信を得たのです。

ちなみに当時、日本ではオウム真理教（ヨガの呼吸法を実践する新興宗教で、「地下鉄サリン事件」を起こし、日本国内を震撼させた団体）の事件があり、大混乱でした。丹田呼吸法を脳科学で研究するなど、トンデモナイという風潮でした。やがて事件が収束して条件が整ったところで、私は、マルセイユでのひらめきを脳科学で検証する研究に本格的に取りかかったのです。

このひらめきは、禅僧の心身の状態を想起するところから始まったのです。

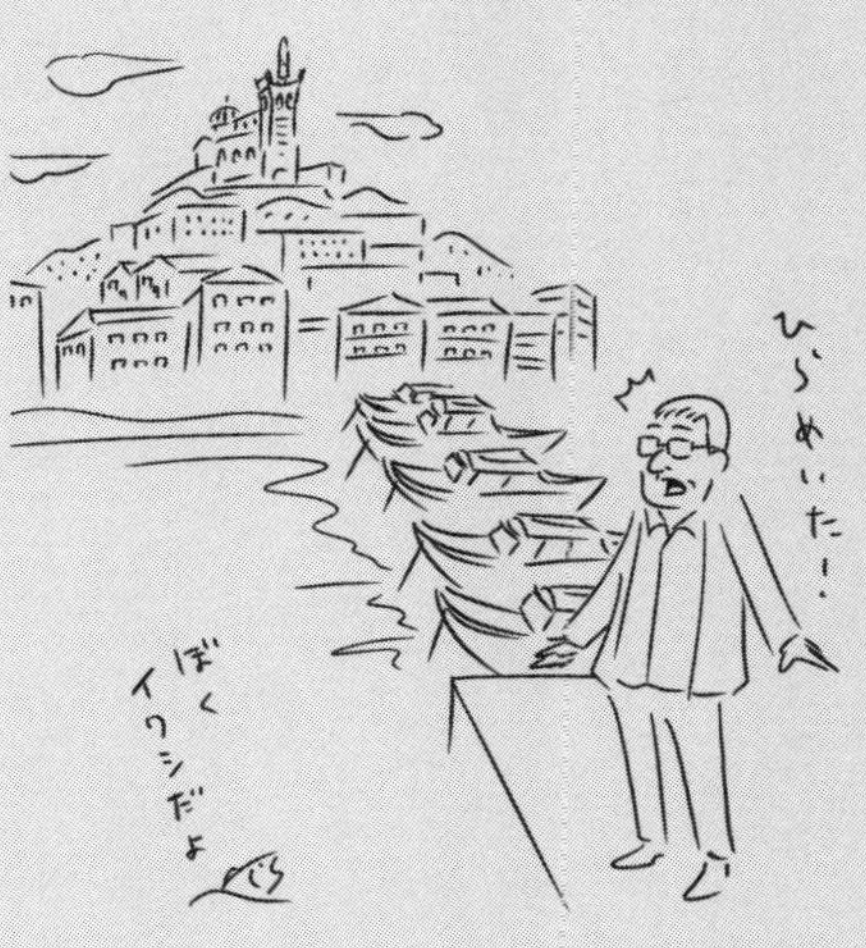

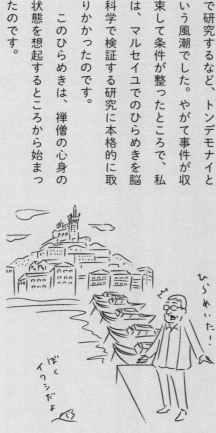

第2章

セロトニンの力を引き出す暮らしのコツ

第1章では、元気をつくる脳内物質「セロトニン」の力と、それを効果的に分泌させる呼吸法について詳しく解説しました。

セロトニン神経は、呼吸リズム運動のほかに、リズム性の運動（リズム運動）、太陽の光、そしてグルーミング（人とのふれあい）で活性化されます。

本章では、呼吸法と同様、セロトニン活性に効果的な「ウォーキング」を中心に、日常でできるセロトニン活性術とそのコツをお教えしましょう。

セロトニン活性のポイント

・セロトニン活性に最適な時間は朝
・リズム運動を行う際は、しっかり集中する行うこと
・疲れたらさっさとやめる
・継続することでセロトニン神経は鍛えられる。
３カ月は続けること

セロトニン神経を活性化させると、心と身体が元気になることがわかっていただけたと思います。セロトニン神経はそのほかにもさまざまな方法で活性化させることができますが、どれも難しいことはありません。

日常でできるセロトニン活性術をご紹介する前に、まずは、第１章で紹介したセロトニン神経の特性を踏まえて、セロトニン神経の活性化全般において、留意すべきポイントをまとめてみましょう。

セロトニンの力を引き出す5つのコツ

①セロトニン活性に最適なのは朝

夜寝ている時は、脳内セロトニンは基本的に分泌していません。起床とともにセロトニン神経は活動を始め、頭と心と身体の状態を整えてくれます。つまり朝、スムーズに脳内セロトニンが分泌し始めれば、一日を良好にスタートできることになります。

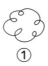

もし朝、セロトニンがしっかり分泌し始めなければ、寝起きも悪く、心も体調も落ち込んでしまいます。深刻な場合には、うつ病や強迫性障害などにも陥ります。

カーテンを開けて朝日を浴び、顔を洗って、朝食をとって、外に歩き出せば、自然に目が覚めると思われている方も多いでしょう。それは、半分正しいと言えます。その流れの中には、意識せずとも、太陽の恵み、朝食を取ることによる咀嚼《そしゃく》リズム運動、通勤・通学における歩行リズム運動など、セロトニン神経を活性化する諸要素が含まれています。

遮光カーテンを閉めたまま、ベッドに入ったままでは、セロトニン神経も寝たままです。慌ただしく、そそくさと出かける準備をしている方は、中途半端にしかセロトニン神経が活性化していません。そのような状態で一日のスタートを切っていると、一日の調子も上がりません。朝にしっかりセロトニン活性を行うことが、元気に一日を過ごすコツです。

②リズム運動は集中して行う

セロトニン神経を活性化させるうえで、絶対条件があります。歩行・咀嚼・呼吸、どのリズム運動を行うにしろ、短時間で良いから、しっかり集中して行うことです。**セロトニン神経は集中できない環境では、活性化されないという特性があるからです。**「ながら的」にやってもダメです。おしゃべりしながら、ラジオを聞きながらなど、何か別の作業をしながらリズム運動を行っても、セロトニンの分泌は増えません。心を乱す各種の感覚刺激がある環境でやってもダメです。

禅僧の方々は朝4時ごろに起床し、僧堂の奥の集中できる最良の状況で、座禅修行を行います。リズム運動に専念することが、セロトニン活性には不可欠です。

③疲れたら、さっさとやめる

集中状態はそんなに長くは続きません。飽きたり疲れたりして、集中ができないと感じたら、セロトニン神経の活動が弱まり始めた証拠だと判断して、さっさと切り上げましょう。

セロトニン神経は限度を超えて活性化されると、むしろ分泌が減少する特性があります。自己抑制の回路が備わっているためです。

リズム運動を集中してやっていると、5分ぐらいからセロトニン神経が活性化されるので、最低5分の集中は必要です。しかし、一般的に集中力が続くのは30分程度です。疲れたり飽きたりしたら無理に続けず、やめましょう。

④ セロトニン活性の効果が続くのは、約1時間

リズム運動で脳内セロトニンの分泌を増やしても、**一晩寝たらまたゼロから出発**、と考えなければなりません。なぜなら、**寝ている時には、セロトニン分泌は基本的に起こらず、リセットされてしまう**からです。

私たちは、リズム運動を集中して30分程度行った後、どの程度セロトニンレベルが高い状態が続くかを検証しました。すると、**脳内セロトニンレベルが高い状態は、せいぜい1時間ほどしか続かない**ことが判明しました。1時間後にはリズム運動前のセロトニンレベルに戻ってしまいます。

そのため、例えば、プレゼンや試験、試合などの前に、緊張して平常心が保てないという人の場合は、呼吸法を直前に行うと、1時間ほどは不安や緊張がコントロールできる状態が続きます。ほかのリズム運動でも同様です。

したがって、**過度に不安になったり緊張したりした時は、遅くとも約30分前に、集**

中したリズム運動を5～15分程度行うとあがらずに臨めます。

⑤脳を構造的に変化させるため、3カ月続ける

セロトニン活性を行っても1時間程度しか効果は続かず、毎晩寝るとリセットされると聞くと、「緊急時の対策」にしかならないと思われるかもしれません。しかし、毎日行うことに意味があります。

毎日30分のリズム運動を約3カ月継続すると、セロトニン神経の回路に構造的な変化が生じて、セロトニン分泌の高い脳状態にシフトするのです。

これをわかりやすく例えるなら、ボディビルダーの筋トレです。筋トレしても、翌日にはその効果が消えてしまいますが、約3カ月筋トレを継続すると、しっかりとした身体つきになります。筋肉・骨格が構造的に変化するのです。

それと同じで、**セロトニン神経も継続するほど鍛えられ、しだいに人並み以上にセロトニン分泌が高い脳の回路が形成されます。**

セロトニン神経には、セロトニンの分泌量を調節するための「自己点検回路」があ

図8　脳に起きる構造変化

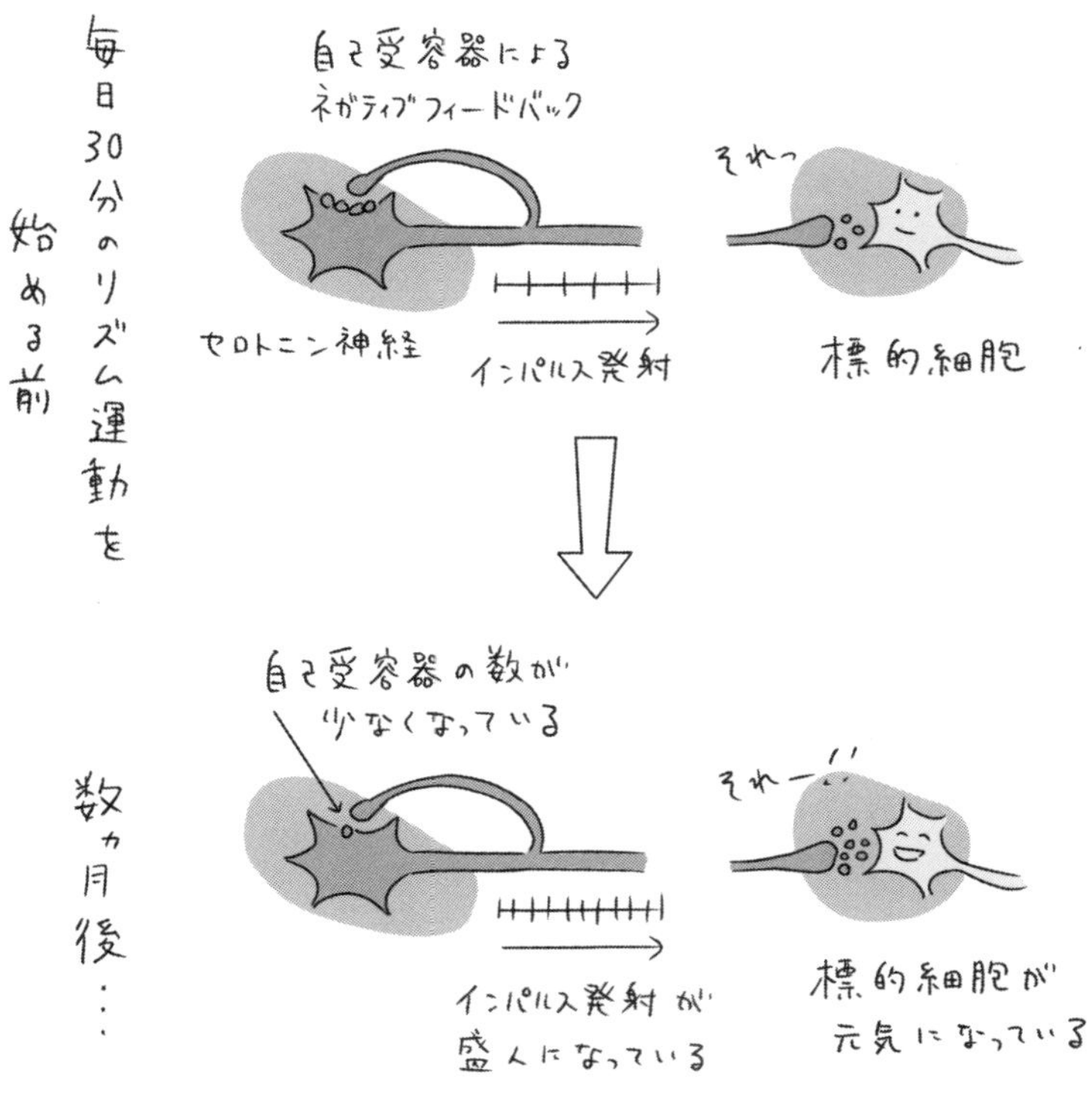

毎日座禅や30分のリズム運動でセロトニン活性を続けていると、ネガティブフィードバックの受容体の数が少なくなる。つまり、より多くのセロトニンが分泌されるようになる。

り、「自己受容器」というしくみを備えています。自己受容器は、分泌されたセロトニンの量を感知することで、「セロトニンをもっと出そう」「いまは多すぎるから減らそう」と分泌量を調節していますが、この「多すぎるから減らそう」という働きを「ネガティブフィードバック」と言います。

セロトニン活性を続けていると、自己受容器の数が減り、ネガティブフィードバックの少ないセロトニン神経に構造的に変わります［図8］。この構造の変化には3カ月は必要なので、セロトニン活性は少なくとも3カ月続けることが大切です。

歩行リズム運動

ウォーキングでセロトニン活性

・歩くために歩くこと。「ながら」はNG
・一定時間、継続する。5〜30分を目安に。続ければ続けるほど、元気な脳になる
・ウォーキングと呼吸法を同時に行うと効果倍増。その際は「三呼一吸」に挑戦を

セロトニン神経を活性化させるリズム性の運動でぜひおすすめしたいのは、「歩行リズム運動」。「歩行リズム運動」というと難しく感じるかもしれませんが、**ウォーキング**、**ジョギング**、**スクワット**、**自転車こぎ**などのことです。

歩くことに集中しないとセロトニンは分泌されない

セロトニン神経は、朝に活性化させること、一定時間（5〜30分）「しっかり」集中して行うことが大原則だと説明しましたが、それらの点で朝のウォーキングは最適です。人通りも少なく、ただひたすら歩くことに集中できます。一日を、心も身体も気持ちよくスタートさせることができます。

しかし通勤中は不向きです。街や駅の構内は人通りがいっぱい。雑音も多く、いろんなものが目に入ってきて、とても歩くことだけに集中はできません。

また、「のんびり散歩」も、ちょっと違います。犬を連れての散歩も、「ながら的」になってしまうので、おすすめしません。

同じ運動をしてもセロトニンが増えなかったのはなぜ？

以前、ある大手自動車メーカーの研究者が相談に来られました。運転中に眠気やイライラした時の対策を検討するために、脳内セロトニンについて学びたいとのことでした。

そこで私はウォーキングを提案し、早速、研究室内で実体験してもらいました。当人に30分間の踏み台昇降運動を行ってもらい、その前後で採血して、血中セロトニン濃度を測定しました。予測通り、脳内セロトニンが増えました。

しかしおよそ1カ月後、当の研究者から電話が掛かってきました。先日私の研究室でやった同じ方法で踏み台昇降を実施し、セロトニンの変化を測定したところ、セロトニンが増えなかった、というのです。

しかし状況を聞いて、すぐに合点が行きました。被験者数人がおしゃべりをしながら、踏み台昇降運動をしていたのです。たったそれだけで、セロトニンは増えなくなってしまうのです。

セロトニン活性にもっとも向くウォーキング環境は？

では、どんな環境が歩行リズム運動に向くのでしょう？

私たちはこの点について、面白いフィールドワークを実施したことがあります。海浜公園でノリの良い音楽を聞きながら30分間ウォーキングを行い、その前後で採血してセロトニンを測定する、というものです。

音楽は、日本初のサルサ・グループとして有名な「オルケスタ・デル・ソル」で活躍するパーカッショニスト、ペッカーさんに作曲・演奏をしてもらいました。

この実験は健康・癒し系ＣＤの製作会社と共同で実施したのですが、その営業スタッフ男女５人に被験者になってもらいました。

すると、［図９］に示すように、全員の脳内セロトニンが増えたのです。

この結果から、歩行リズム運動にもっとも向く環境は次のようなものと言えます。

- **自然の中**
- **人通りが少ない**
- **ノリの良いリズムが聞こえる**

もちろん、音楽を聞かなくても、しっかり集中していれば問題ありません。

この結果に、ＣＤ制作会社の面々も勇気を得たに違いありません。このＣＤの売れ行きは現在も好調とのことです。

健康のためのウォーキングとは違う！

ウォーキングは健康法として50年以上の歴史あるもので、実践されている方もいることでしょう。そこで、「ふだんウォーキングをしているからセロトニンもいっぱい分泌しているに違いない！」と考えるのは早計です。

［図９］音楽を聴きながらのウォーキング前後の血中セロトニン濃度の変化

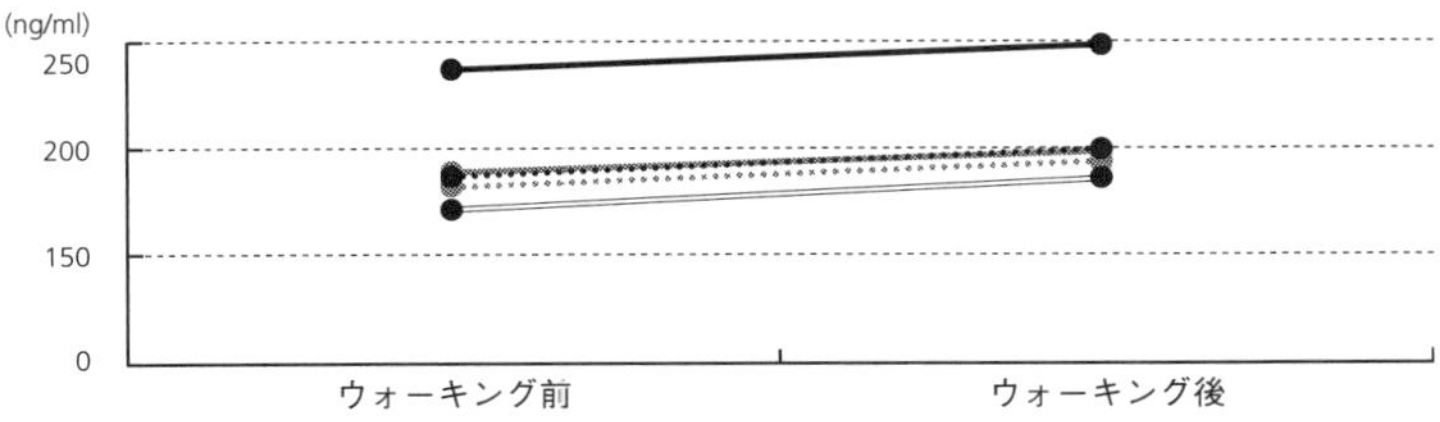

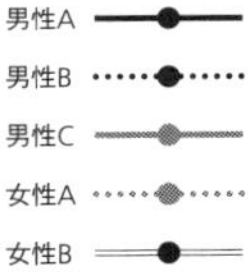

性別	年齢	ウォーキング前	ウォーキング後
男性A	23	236.6	249.3
男性B	42	189.4	198.3
男性C	39	187.3	199.7
女性A	29	182.6	194.5
女性B	38	171.2	186.4

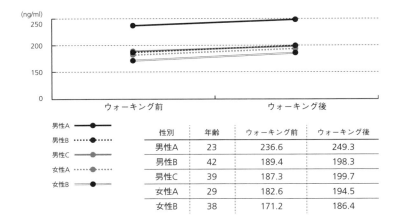

運動や健康のためのウォーキングは、有酸素運動（エアロビクス）の医学理論に基づいているものです。**この場合は、どのような状況でどこを歩いても、エネルギー代謝さえ上がればＯＫ**です。

ところが、脳内セロトニンは増えません。これまで説明してきたとおり、カギはリズム運動に集中しているか否かです。セロトニン活性のためには、あくまで「歩くために歩く」ことが重要です。

「一日30分」を目標にしよう

さて、リズム運動を継続するほどセロトニン神経が鍛えられることもお伝えしましたが、それを証明してくれたのが幼稚園の子どもたちです。

文部科学省の補助金（科研費）を受けて、幼稚園で毎朝行っている運動プログラムの前後で、子どもたち（3～6歳）のセロトニンを測定しました。

尿からセロトニンを測定すると、体育プログラムの後でセロトニンが確実に増えていました。

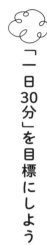

　ここで、データをよく観察すると、年少よりも年中、年中よりも年長の増加率が高くなっていることがわかります［図10］。

　ほぼ毎日実施しているプログラムなので、長く行っている子どもほど、セロトニンがより多く分泌される脳に変容していることが考えられます。

　リズム運動は長く続けるほど、セロトニン神経が強くなります。一日30分のウォーキングを生活に取り入れたいものです。

［図10］**年齢別 リズム運動プログラム前後の尿中セロトニン濃度の変化**

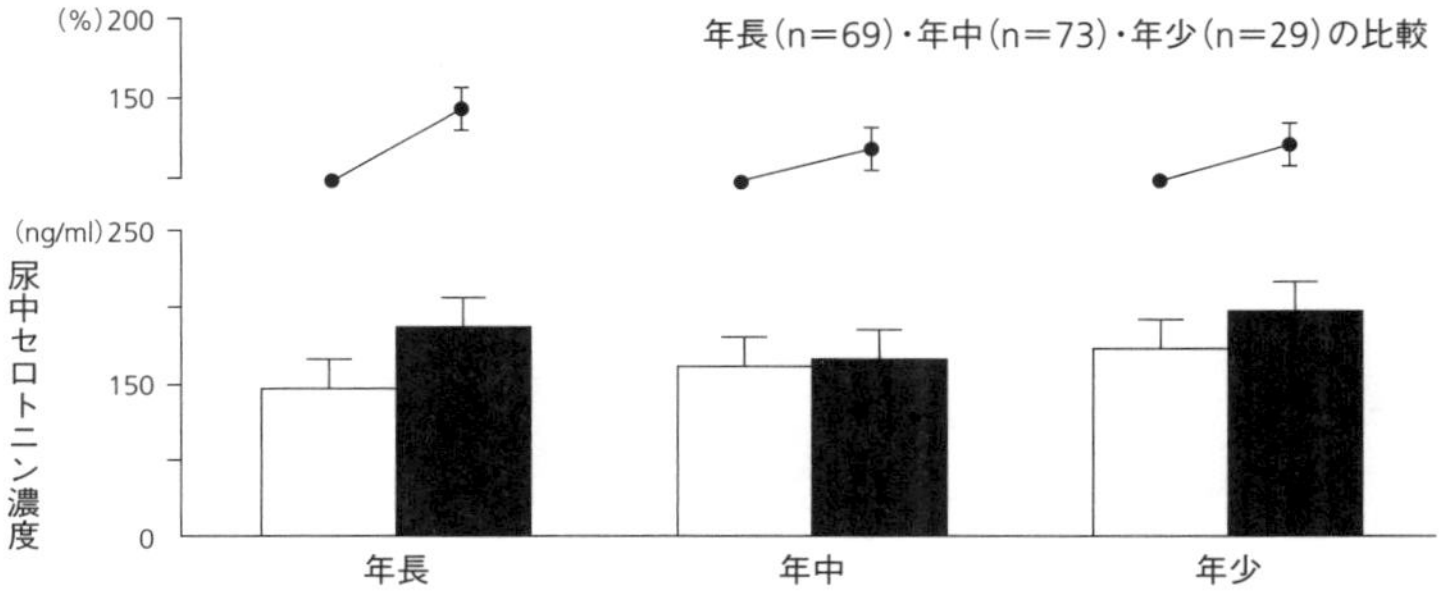

この研究では、全国180カ所の幼稚園で実施されている「体育ローテーション」（総合幼児教育研究会の秋田光茂氏発案）というプログラムの前後で測定。これは、毎朝登園後すぐ、自分たちでさまざまな遊具を（跳び箱、平均台、縄跳びなど）を園庭に用意。それぞれ約20分間ずつ順番に周り、ひたすら走って楽しむ。

ウォーキングと呼吸法を組み合わせると効果倍増

歩行リズム運動と呼吸リズム運動を合わせると、セロトニン活性度がたいへん高まります。

ウォーキングをしながら呼吸法を行うときは、**「三呼一吸」**にぜひ挑戦してみてください。これは、歩くリズムに合わせて、「ハッハッハッス〜、ハッハッハッス〜」と、「3回吐いて1回吸う」というものです。その際、しっかりと声を出しながらやると、脳から雑念を追い払い、ウォーキングに集中できます。

ウォーキングをしていると、次第に呼吸が活発になってきますが、その際は「2回吐いて、2回吸う」のがよいでしょう。

脳内セロトニンを増やす簡単&確実なメソッドです。

生活の中でできるセロトニン活性術

・朝起きたらしっかり太陽の光を浴びる、太陽光は直接セロトニン神経を刺激する
・セロトニン活性に効果的な栄養素は、トリプトファン、ビタミンB6、炭水化物
・バナナは3つの栄養素が揃った「セロトニン完全食」
・食べる時はリズムよく噛む。咀嚼リズム運動になる

太陽の光は脳を元気にする

すでに、太陽光がセロトニンを分泌させることには触れましたが、幼稚園の運動プログラムの研究では、それも検証できました。

晴れの日と曇りの日で比較すると、明らかに晴れの日の方が、セロトニンの増加率

［図11］ **晴れの日と曇りの日のセロトニン増加率の比較**

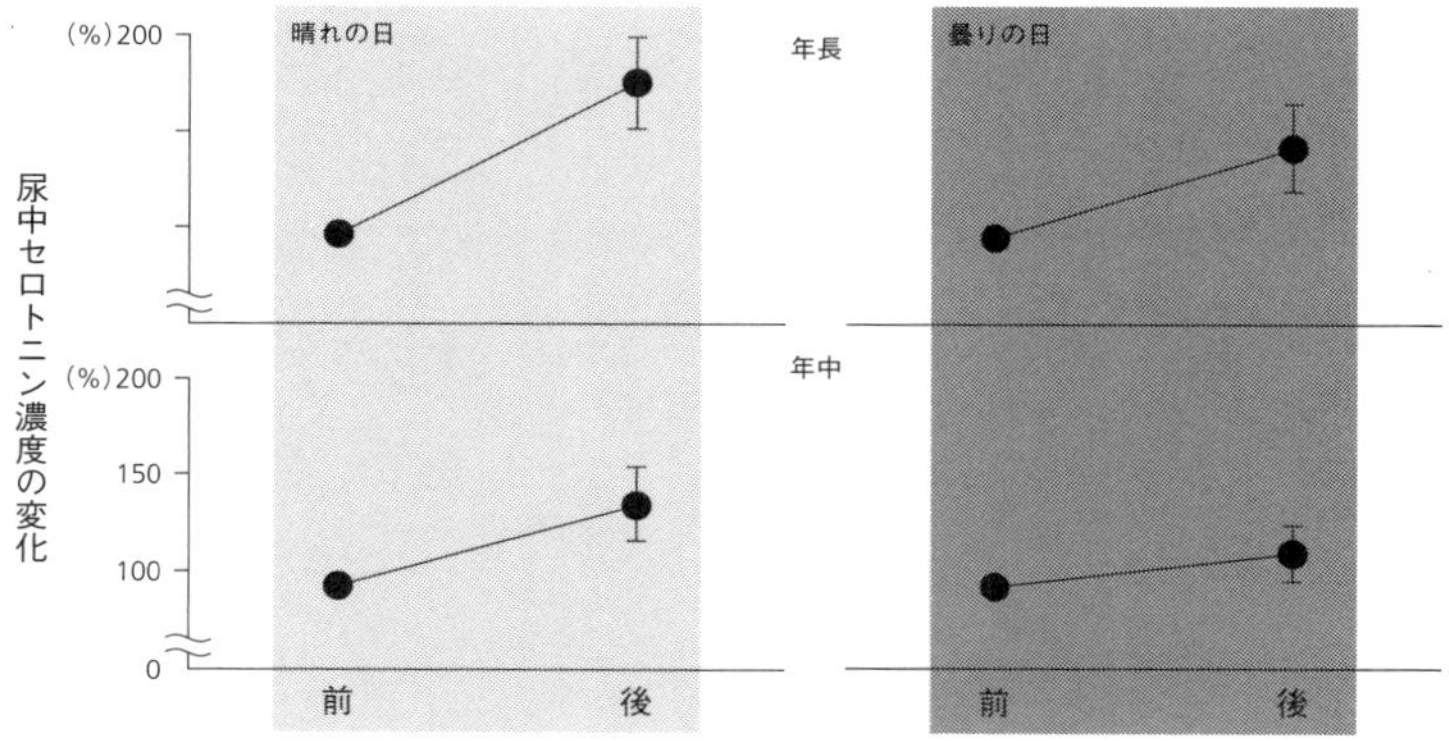

運動前後でセロトニン濃度を比較すると、晴れの日のほうが増加率が大きい。太陽光がセロトニン分泌を促している証左。

が高くなっていたのです［図11］。

「太陽の恵み」という言葉があります。植物にとって太陽光は欠かせないものですが、人間にとっては、太陽光はどのくらい大切なものなのでしょうか？疑問に思われる方も多いと思います。

うつ病治療にはセロトニンを増やす薬が使われる

北欧など、緯度の高い地方では、冬は太陽を浴びられない生活が続きます。すると、冬季うつ病（季節性感情障害）の頻度が高まることが知られています。

日本でも、冬になるとうつっぽくな

る人がいますが、それは太陽光が相対的に減少するためです。

その治療には、脳内セロトニンレベルを高く維持する薬（ＳＳＲＩ）が使われます。これだけで、太陽光がセロトニン分泌を促していることの裏付けになりますが、そのしくみも判明しています。

通常、目から入った視覚情報は太脳に伝えられ、処理されますが、太陽光の刺激は、それとは別の経路をたどります。その刺激は神経信号となって、目の網膜から直接に脳幹のセロトニン神経に届くのです。

つまり、**人間の脳は太陽光で元気になる、そういうふうにできている**と言えます。

電灯の光はセロトニン効果なし

ここで注意しなければならないのは、同じ光でも、**電灯の光では意味がない**ということです。太陽光の照度は１万ルクス以上ありますが、通常の電灯光は５００ルクス以下です。

これまでの医学研究では、**２５００～３０００ルクス以上の光でないと、セロトニ**

ン神経が活性化しない、ということが判明しています。

しかし、**皮膚に浴びる太陽光は意味がありません。網膜に入る太陽光だけがセロトニン神経を活性化します。**朝起きて、カーテンを開けて、窓越しに太陽光を浴びるだけで、十分セロトニン神経は元気になります。

なお、日光浴も、疲れるほどやりこむのは逆効果です。疲れを感じたら、さっさとやめましょう。

セロトニンを増やす食べ物

さてここで、セロトニンを増やすうえで、私たちの身体をつくる食事に気を配ることも重要です。セロトニンが体内でつくられるためには**三つの栄養成分が必要**です。

まずなにより、必須アミノ酸の一種である「**トリプトファン**」を摂取することが重要です。これは、セロトニンの原料になります。

トリプトファンは、豆腐や納豆などの大豆製品、牛乳やチーズなどの乳製品などに多く含まれています。それらが腸から吸収されて、血中の栄養素として全身を巡ります。身体の中では、「トリプトファン水酸化酵素」という特別な酵素を備えた細胞だけが、トリプトファンからセロトニンを合成できます。

トリプトファン以外に、**ビタミンB6**、**炭水化物**という二つの栄養素も欠かせません。炭水化物は、トリプトファンからセロトニンを合成するのに必要なエネルギー源になります。ビタミンB6は、トリプトファンからのセロトニン合成を促進させます。「セロトニン三種の神器」とも呼べるこれらの栄養成分を取り込むことで、脳内にセロトニンを増やす準備が整います。

［図12］を見ると、どれもそんなに珍しい食べ物ではないことがわかります。つまり、あまり堅く考えなくても、毎日バランスよい食事を心がければ、三種の神器はちゃんと身体に取り込まれます。

さっと食べたい時には、**「バナナ」**がおすすめです。バナナには三種の神器が全て含まれています。いつもの朝ごはんに加えてもよいでしょう。

食事の際は、リズムよく噛むようにしましょう。生活の中で、自然とできる咀嚼リズム運動で、セロトニン活性ができます。

図12　セロトニン活性のために食べたいもの

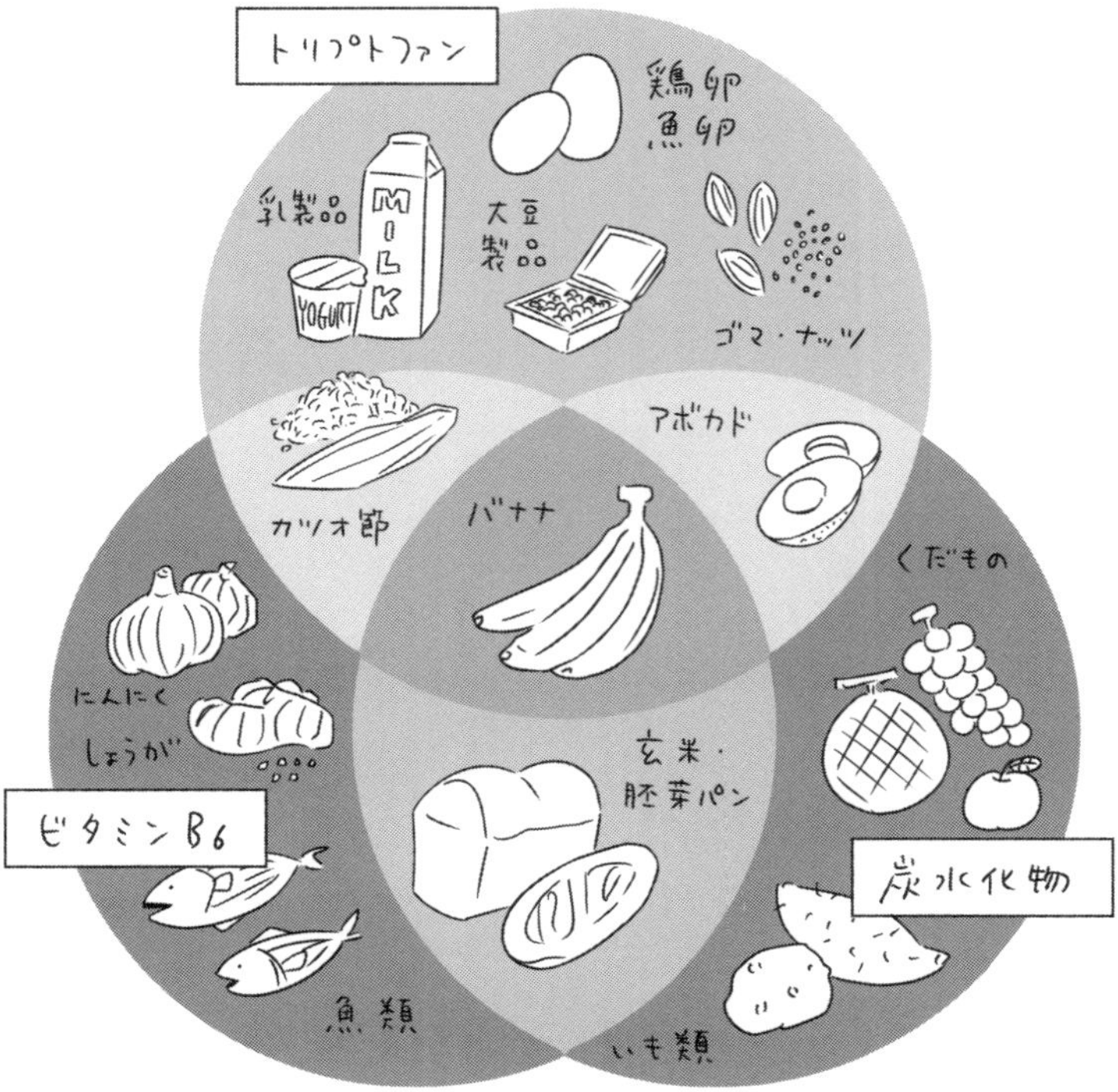

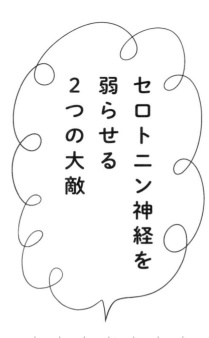

セロトニン神経を弱らせる2つの大敵

- セロトニン神経を弱らせる2大要因は「疲労」と「ストレス」
- セロトニン神経は、ストレス中枢から直接抑制を受ける構造になっている
- 積極的にセロトニン活性を行う「攻めの養生」を3カ月続ければ、セロトニン神経は回復する

疲労

前述の幼稚園の子どもたちを対象にした研究では、もう一つ重要な発見がありました。**疲労が残っているままだと、歩行リズム運動をしても、セロトニン神経は活性化しない**という結果です。子どもたちが遠足を実施した翌日に、体育プログラム前後のセロトニンを測定すると、逆に減少してしまったのです［図13］。

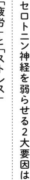

私たちのふだんの生活でも、疲れが残っている時に無理に運動すると、元気になるどころか、逆に落ち込んでしまいますが、それが裏付けられる結果となったのです。

また、**身体の疲労が回復するには、数日掛かる**ということも、詳細な検討で判明しました。セロトニンを測定すると、一見元気そうに見えても、身体と脳には疲労が残っているのです。野球の先発投手のローテーションが４～５日間隔で組まれているのは、見えない疲労を回復させるためです。

疲れが残っている時は、ウォーキングによるセロトニン活性は期待できな

[図13] **疲労によるセロトニン濃度の変化**

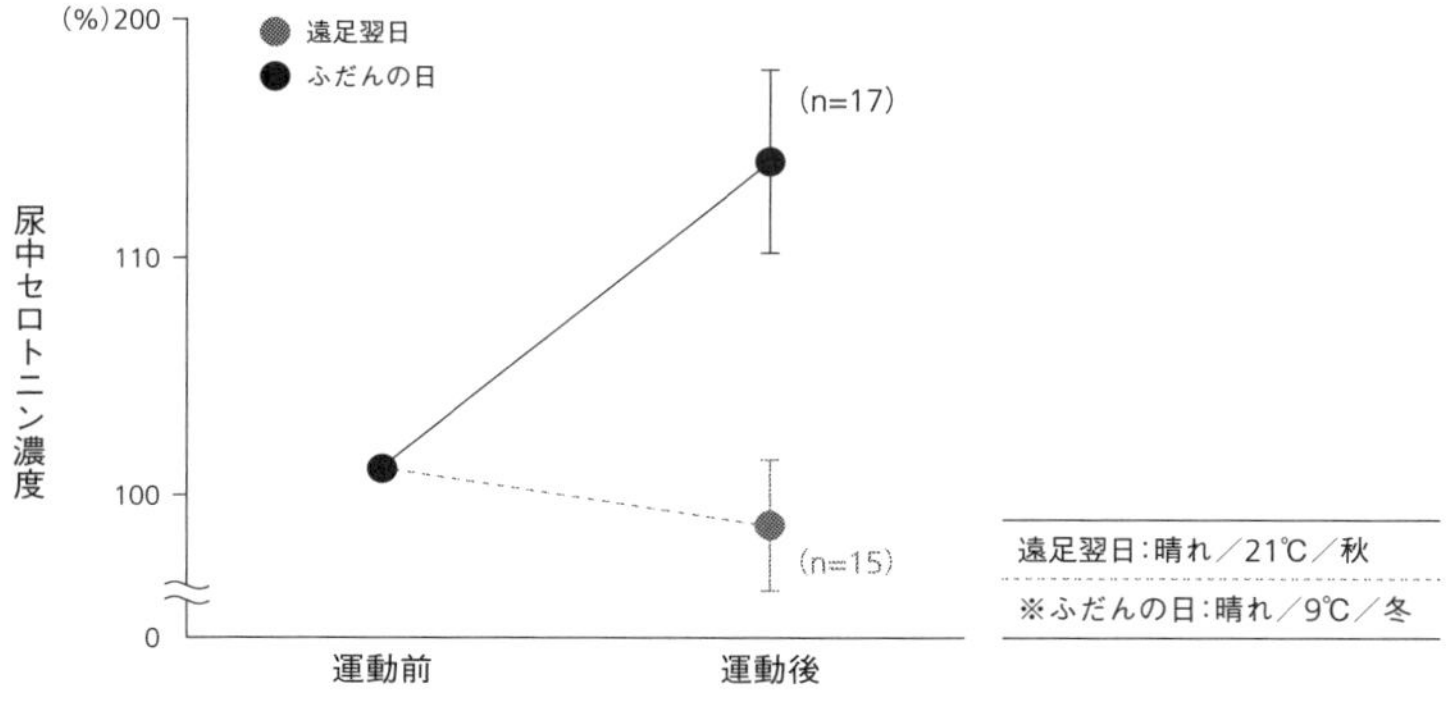

遠足翌日は疲れが残っていたため、運動プログラム後はセロトニンが減少（点線）。翌日から少しずつ回復した。元の値に戻るには４～５日かかる見込みとなった。

いと考えるのが正しいです。

ストレス

第1章でストレスについて触れましたが、ここでより詳しく解説しましょう。

最近の研究で、脳のセロトニン神経が積極的に抑制される経路が明らかになりました。**ストレス中枢からの抑制**です。

およそ100年ほど前、ストレス研究の大家、ハンス・セリエが重要な発見をしました。ラットに痛み刺激、強制遊泳、寒冷ストレス、心理ストレスなどを長時間与え、疲弊するまで観察しました。その結果、ストレスの種類によらず、共通の身体的な変化が観察されました。①胃潰瘍、②胸腺《きょうせん》・リンパ腺の萎縮（免疫機能の低下）、③副《ふく》腎皮質《じんひしつ》の肥大です。「セリエのストレス三兆候」と呼ばれています。

ここで注目すべきは「副腎皮質の肥大」です。世界のストレス研究者によって、その原因が解明されてきました。

脳の視床下部《ししょうかぶ》には、あらゆるストレスに反応する「ストレス中枢」が存在します。そのストレス中枢からの神経信号は、下垂体《かすいたい》という内分泌器官を興奮させます。すると、副腎皮質を刺激するホルモンが血液中に分泌され、内臓の副腎皮質を刺激して、**コルチゾール（副腎皮質ホルモン）**を合成・分泌します。［視床下部・下垂体・副腎軸］と呼ばれる反応系です。

コルチゾールは「ストレスホルモン」と呼ばれ、ストレス反応の主要な指標として今日利用されています。コルチゾールは、免疫抑制、高血圧、糖尿病など、ストレス性疾患を誘発することが明らかになっています。

「攻めの養生」でストレスから回復する

さらに、**ストレスが長く続くと、セロトニン神経を抑制する神経回路が、私たちの脳に備わっている**ことも判明しました［図14］。

例えば、パワハラが長く続く状態や、愛する人や動物との別れなど、**簡単に解決で**

図14　セロトニン神経を抑制する回路

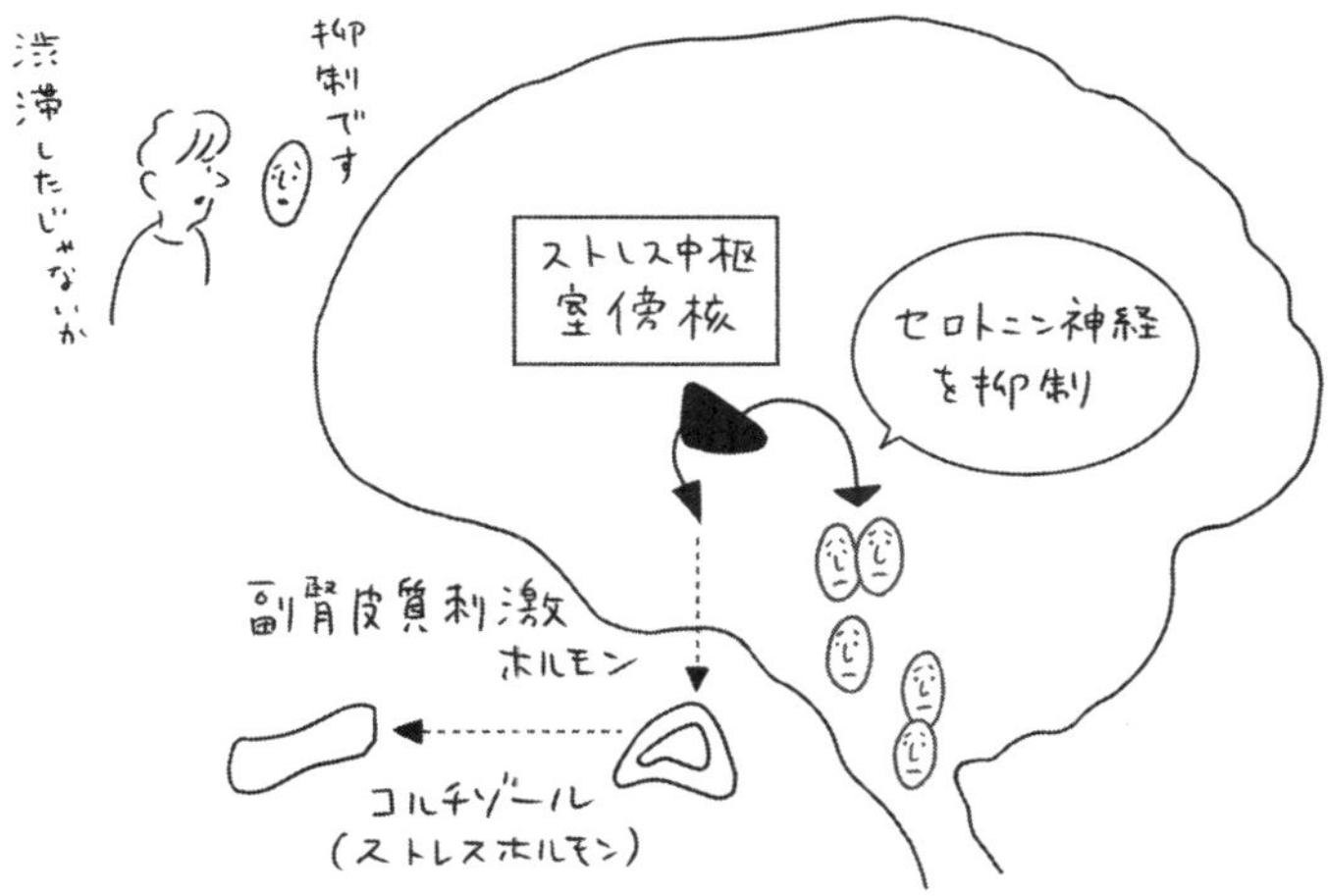

きないストレス状態に置かれると、誰でもうつ状態になってしまいます。それは、この神経回路が誰にでも存在するからです。

傷ついた心、折れた心を回復させるには、ストレスが軽減するか、ストレスから回避して、**セロトニン活性を3カ月ぐらい継続すれば、徐々に弱ったセロトニン神経が回復してきます。**

引きこもらずに太陽を浴び、リズム運動に果敢に取り組み、セロトニンを積極的に分泌させて、心身を元気な状態に回復させましょう。それを私は「**攻めの養生**」と呼んでいます。

「良質な休み」をつくる夜のセロトニン活性

・睡眠ホルモン・メラトニンの材料はセロトニン。日中にセロトニンを分泌させてストックしておくことが、良い眠りのカギ
・メラトニンは寝ている間、体内の活性酸素の「掃除」をしてくれる
・ブルーライトはせっかく作られたメラトニンを壊す。デジタルとアナログの「ハイブリッド生活」を

セロトニン活性にとって、朝の起床時が最適なのは疑いの余地がありません。都市部なら、最近は24時間営業のジムもあり、早朝からウォーキングや自転車こぎなどをしている人も増えていますが、これはおすすめです。

しかし、だからといって、早朝だけにこだわる必要はありません。

早朝が無理なら、一足早くオフィスに行って、近隣の公園やジムでウォーキングも悪くありません。昼休みや仕事の合間にウォーキングをすることも、リフレッシュ効

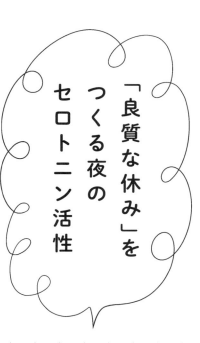

果があります。

それでは、夜ではどうでしょう？　一日の仕事で多かれ少なかれストレスが蓄積し、セロトニン神経はそれなりに弱っています。それをリフレッシュさせるために、ウォーキングやジョギングでセロトニン神経を活性化させるのは、確かに意義があります。

しかし、夜のセロトニン活性には、もう一つ重要な意義があります。

「夜のウォーキングが日課」という人に、その理由を訊ねると、「よく眠れるから」という答えがよく返ってきます。

実はこれは、脳科学的に正しいのです。その理由を説明しましょう。キーワードは、**睡眠ホルモン「メラトニン」**です。

睡眠ホルモンの材料はセロトニン

セロトニンとメラトニンは語呂が似ていますが、兄弟の関係にあります。

私たちの脳は夜になると、自前の睡眠薬・メラトニンを、脳のほぼ真ん中にある松《しょう》果体《かたい》で合成し始めますが、その材料がセロトニンなのです。

メラトニンを十分に合成するには、セロトニンが夕方までにしっかりとストックされていなければなりません。**すなわち、良い睡眠をとるには、昼間にたっぷりセロトニンを分泌させておかないと、メラトニンの材料が不足してしまうのです。**不眠で睡眠外来を受診すると、医師から、朝早く起きてウォーキングをするようすすめられます。それはこのメカニズムが背景にあるからです。

難しく考えなくても、昼間元気に外で遊んでいた子どもが、夜になるとすぐにぐっすりと眠ってしまうのを思い起こしてください。一方、日中、部屋でゲームばかりしていると、なかなか眠れない、ということがしばしばあります。つまり、**良い睡眠のためには、日中しっかりセロトニンを分泌させなければならない**のです。

この身体システムは、中国の医学概念である「陰陽」の関係に通じます。セロトニンは昼間の元気の源、すなわち「陽」に相当し、メラトニンは夜の癒しの源「陰」に相当します［図15］。

図15　セロトニンとメラトニンは陰陽の関係

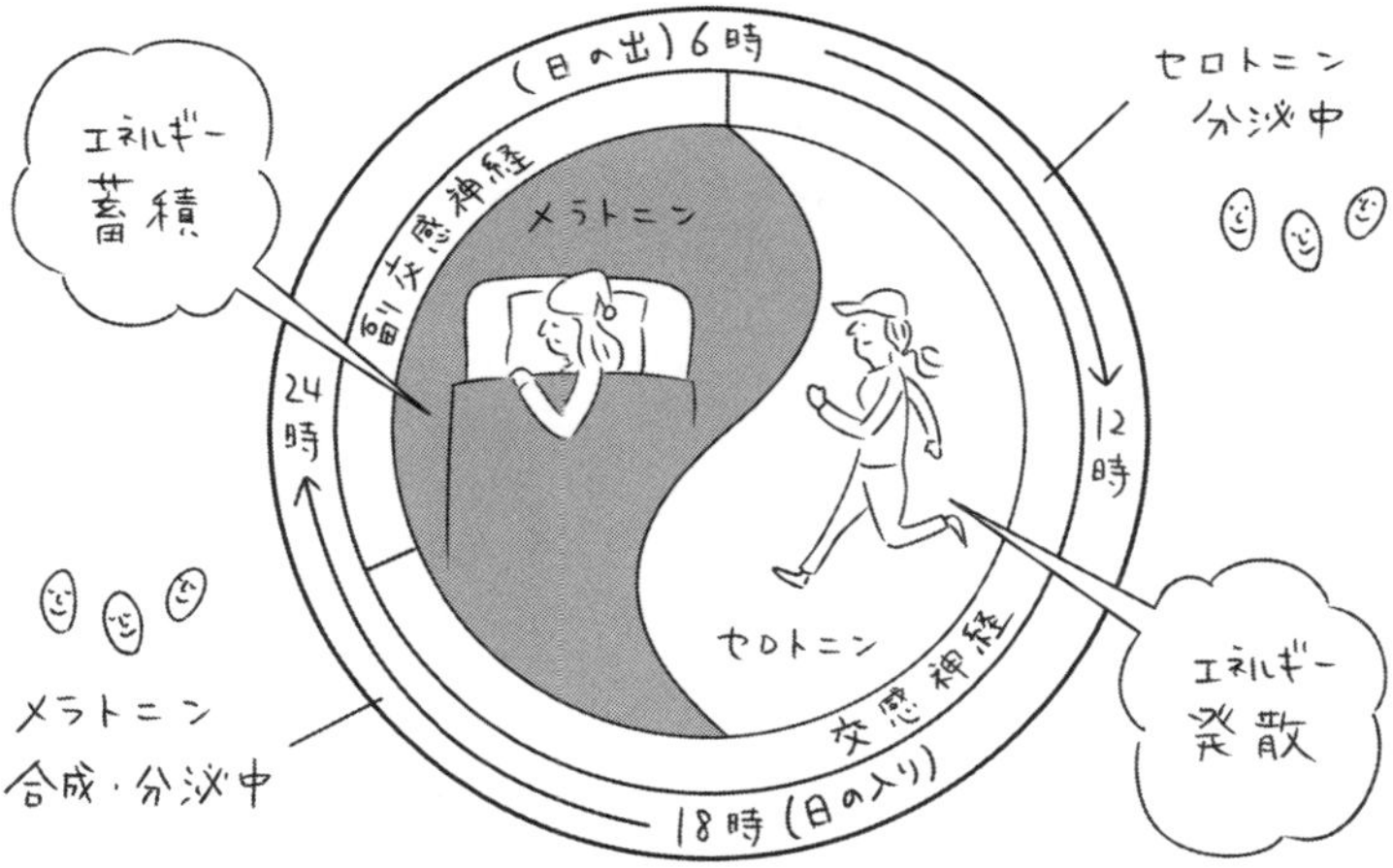

中国医学では、陰と陽は対立する働きをしているだけではなく、両者は相互につながっているとされます。まさに、この概念にぴったり当てはまるのが、メラトニンとセロトニンの関係です。

昼夜逆転生活でうつ病になる理由

メラトニンの合成でもう一つ重要なポイントがあります。**メラトニンは、太陽が出ている時には合成されない**、ということです。松果体でのメラトニンを合成する酵素の働きを、太陽光がブロックしているのです。

実際に人のメラトニン濃度を測定してみると、夕方の日没以後に、濃度が上がり始め、午前0時ごろにピークとなり、日の出とともにゼロになります。

すなわち、**人の脳と身体は、太陽が出ている昼間に活動し、夜は眠るようできているということ。**太陽の出ている昼は元気に活動できるようにセロトニンが分泌され、太陽が沈んだ夜は眠ってエネルギーを補給するよう、長い進化の歴史の中で形づくられてきたのです。

最近の研究では、人の体内時計を司る遺伝子も、昼行性動物の特性を備えていることが判明しています。

2000年頃から、24時間営業のコンビニやレストランができ、昼夜逆転の生活ができる社会環境になりました。この生活スタイルは、進化を逆行する生活パターンですが、これを長期間継続すると、やがていろいろな不調が現れてきます。引きこもりやキレやすさなど、メンタルヘルスの問題が現れてきます。セロトニンとメラトニンの正常な働きが損なわれてしまうのです。

メラトニンにはアンチエイジング作用も

メラトニンは睡眠を促し、心身を休ませる働きをしているわけですが、もう一つ大切な役割があります。**アンチエイジング**の働きです。

老化や成人病（アルツハイマー病やパーキンソン病など）の原因となる悪玉物質として、**活性酸素**が知られてきました。この活性酸素をわかりやすく例えるなら、火が燃える時の煙やススです。

60兆個ある人間の細胞は、酸素を使ってブドウ糖などの燃料を燃やしてエネルギー（ATP）を得て、それぞれ活動します。それを「代謝活動」と言います。この過程で、煙やススに相当する活性酸素が不可避的につくられてしまうのです。

活性酸素は定期的に除去されなければなりません。活性酸素を除去することを「抗酸化」と言います。ビタミンCやビタミンEなどの栄養素には、この抗酸化作用がありますが、**メラトニンにも抗酸化作用があります。**すなわち、夜寝ている間にメラトニンが身体のスス払いをしてくれるのです。

このようなしくみから、昼夜逆転の生活を続けていると、老化が進み、痴呆やパーキンソン病を誘発してしまうリスクがあります。

アメリカでは、メラトニンはアンチエイジングのサプリとして服用されていますが、日本では医者の処方がないとメラトニンを服用できません。しかし、薬に頼らないでも、メラトニンを自力で大量に分泌させるよう生活習慣を整えれば、無理なくメラトニンのアンチエイジング作用を受けられるはずです。

デジタルとアナログの「ハイブリッド生活」を

このように、メラトニンは大変にありがたい働きを夜間にしてくれているのですが、現代生活の便利な道具、パソコン・スマホが、メラトニンを壊してしまうことが明らかとなっています。ブルーライトの害です。

パソコンやスマホが発するブルーライトを長く浴びていると、せっかくつくられたメラトニンが破壊されてしまいます。その結果、うまく眠れず、中途覚醒も多くなり、質の良い睡眠が取れなくなってしまうのです。黄昏時からベッドに入るまでは、なるべくブルーライトを浴びない生活が現代人には求められます。

私は現代のＩＴ社会では、人は「ハイブリッド生活」をすべきと提案してきています。朝から夕方までの仕事の時間帯はデジタル生活で、仕事の前後、特に黄昏時から就寝まではアナログに過ごすのが、現代の生活スタイルとして理想的だと、脳科学者として考えています。そうすれば、心身共に元気でハッピーな人生が送れるはずです。

セロトニン活性のポイント

❶ セロトニン活性に最適なのは「朝」

・窓を開けて太陽の光を目に感じる

・朝食を取る

＊トリプトファン、ビタミンB6、炭水化物をバランスよく。
バナナは3つとも含まれた万能食材

・座禅を組む（呼吸リズム運動）

＊最低5分

・ウォーキングをする（歩行リズム運動）

❷ リズム運動を行う時は、しっかり集中する

・ウォーキングと呼吸法を組み合わせての
「三呼一吸」がおすすめ

❸ 疲れたら無理せず、さっさとやめる

❹ セロトニン活性の効果は、リズム運動実施後1時間ぐらいまで

❺ 3カ月継続する

セロトニン活性後の脳内セロトニンレベルが高い状態は1時間ほどだが、日々継続することで脳に構造的な変化が起こり、セロトニンが安定して分泌される脳の回路ができあがる

COLUMN

お遍路《へんろ》は「攻めの養生」「悟り」を脳科学的に解説

日本では四国八十八カ所のお遍路巡りが昔から行われてきました。その起源は、平安時代に真言密教《しんごんみっきょう》を開いた空海《くうかい》に由来します。空海は若い頃に心の悩みを抱えており、それを克服すべく、山伏《やまぶし》のように四国の山野を、御真言《ごしんごん》を唱えながら歩き回って心身を回復させて、悟りを開いたとされます。今日でも、悩みを抱えた人やもっと元気になりたい人たちが、お遍路巡りをしています。

実はお遍路には、セロトニンの分泌を促す三つの要素が含まれています。一つは太陽光、二つめは歩行リズム運動、三つめは御真言を唱える呼吸法です。太陽を浴びながら、御真言を唱えつつ、集中したウォーキングを毎日のように繰り返す生活が、セロトニン神経を活性化させるのです。そのため、自ら歩かないとそのご利益には与《あずか》れません。当然、車で巡ってお札をもらうだけでは、セロトニンの効果は期待できません。

またお遍路には疲れを癒やす宿泊所もちゃんと備わっています。それは、次章で解説する癒し物質・オキシトシンの効果を引き起こします。

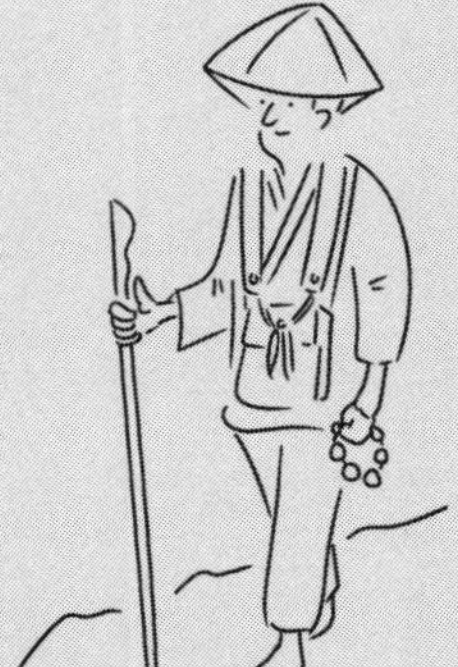

ヨーロッパでも古くから巡礼の旅が行われてきました。日本のお遍路と、基本的には同じ行動です。太陽を浴び、祈りを唱えながら、ひたすら聖地までウォーキングを続けるので、セロトニン活性の三要素が揃っています。

病んだ人が巡礼の途中で奇跡のように心身を回復する「神の奇跡」がキリスト教では語り継がれてきましたが、人間に備わったセロトニンを生かした自然

COLUMN

治癒力が成せるわざと言えます。

なお、巡礼の道程には点々と宿泊所（教会）があって、癒しの場を提供していますが、その場所は「ホスピタル」と呼ばれています。今日の、病院（ホスピタル）」の語源です。

第 **3** 章

ふれあいで絆を育むオキシトシン

日々の生活を営むうえで、ストレスは避けられません。

ストレス中枢は、副腎皮質からストレスホルモン・コルチゾールを分泌させるだけでなく、脳幹のセロトニン神経に信号を送って、セロトニンの合成・分泌を抑制してしまいます。

したがって、日々の中で、ストレスで弱ったセロトニン分泌を回復させるべく、「攻めの養生」を実践することをおすすめしました。

しかしセロトニンのほかにもう一つ、ストレスから私たちを回復させてくれるしくみが、脳には備わっています。本章では、その役割を果たす「オキシトシン」と、それを分泌させる方法をご紹介しましょう。

心地よいふれあいがストレスを癒す

・オキシトシンは、ストレス中枢の興奮を鎮める癒しの脳内物質
・オキシトシンは「ふれあい」によって、分泌される
・ふれあいは「心地よい」が条件。「心地悪い」ふれあいではオキシトシンは分泌されない

エステでは、エステティシャンも癒される!?

ある女性雑誌の企画で、カリスマ・エステティシャンの佐伯チズさんと対談する機会がありました。「心地よい」タッチセラピーの第一人者です。

佐伯さんは施術の際、室内には自然音を流し、アロマの香りを漂わせ、心地よい癒しの環境を整えます。そのうえで、肌に触れる際には、アロマオイルを使い心地よさ

に細心の配慮をします。

注目すべきは、佐伯さんが「クライアントの呼吸の動きに合わせて、手の触刺激を与える」と語っていたことです。「気が合う」という言葉がありますが、呼吸を合わせることは、「心地よさ」の原点であると言えるでしょう。

このような配慮の下でタッチセラピーをされれば、誰でも心地よさを感じ、癒されるはずです。この癒しは気分的なものではなく、脳科学的にも説明できる作用です。その役割を担うのが、「オキシトシン」です。

ストレス中枢に直接作用するオキシトシン

約20年前に、ストレス解消について画期的な研究が報告されました。**ストレス中枢に直接働きかけて、その興奮を鎮めてくれる物質が人間の脳に見つかった**のです。ストレス中枢のすぐ隣で、合成・分泌されるその物質は、「オキシトシン」です。

この癒しの脳内物質が増えればストレスが軽くなりそうです。どうすればオキシトシンを多く分泌できるのか？　誰でも知りたいところです。

そもそもオキシトシンは、１００年以上も前から産婦人科領域で、母親に特化したホルモンとして知られてきました。オキシトシンという言葉は、ギリシャ語で「子宮収縮」を意味し、出産時には陣痛を促進させます。それだけでなく、出産後、赤ん坊が母親の乳首を吸うと、母親の乳腺に働きかけて、母乳の産生を促します。

ところが、最近の測定技術の進歩によって、オキシトシンは母親だけでなく、未婚の女性も男性も、子どもも老人も、年齢性別に関係なく、脳内の神経伝達物質として合成されていることが判明したのです。その役割は**ストレス中枢の鎮静化**です。

それでは、何がオキシトシンを分泌させるのでしょうか？　次の二つがあります。

①心地よいタッチ（触覚刺激）

・ペットを撫《な》でるグルーミング

・性行動

・エステ、リフレクソロジー、マッサージなどのタッチセラピー

・授乳行動

②おしゃべりを含むグルーミング（ふれあい）行動

佐伯さんのタッチセラピーは、心地よいタッチでオキシトシンを分泌させ、癒しを生み出していたのです。

「心地よい」が絶対条件

では、人と触れればオキシトシンが発生するかというと、そうではありません。**脳は、単純に触れあっただけではオキシトシンは分泌されないしくみになっています。**

そのしくみを解説しましょう。

そもそも、皮膚の触覚には二つの違った意義があります。①認知的な触覚と、②情動的な触覚です。

認知的な触覚

認知的な触覚は、人間で特に発達した機能です。人間は字を書いたり、楽器を弾いたり、サッカーボールを蹴ったりと、細かな動作を行います。それを支える触覚（タッチ）は、大脳皮質《だいのうひしつ》（体性感覚野《たいせいかんかくや》）に伝えられて、行動を制御します。これは大脳生理学で研究されている分野です。

情動的な触覚

一方、情動的な触覚は、基本的に無意識の反応です。原始機能に属するために、あまり関心を持たれてきませんでしたが、10年ほど前から、脳研究者の間で急速に注目されるようになり、解明が進みました。

認知的な触覚と情動的な触覚は、全く異なるシステムで働きます。

まず、認知的触覚と情動的な触覚は、脳内での情報の届け先が違います。

認知的な触覚では、情報は大脳に届けられますが、情動的な触覚では、情報は「大《だい》脳辺縁系《のうへんえんけい》」という、心の脳領に届けられます。具体的には、無意識の反応を仲介する「島皮質《とうひしつ》」と、情動中枢の「扁桃体《へんとうたい》」です。二つは脳にたどり着くまでの経路も全く違います。

次に、皮膚で触覚を受容する細胞も違います。認知的触覚を受ける細胞と違って、情動的な触覚を受ける細胞は原始的なもので、特別な構造を備えていません。情動性触覚は、原始的で無意識の情動処理システムなのです。

瞬時に快／不快を判定

情動的な触覚は、他者と関わるうえで重要な役割を果たします。触覚が発生するのは、他人が自分の領域に侵入する時ですから、ともすれば生存に関わる重大事です。その時、**触覚情報を情動的に判定するのが「扁桃体（情動中枢）」**です。ここで、快（好き）／不快（嫌い）の二者択一の判定を、無意識のうちに下します。

情動中枢が、「不快」というネガティブな判定を下すと、人は即座に拒絶し、嫌悪反

図17　扁桃体による快／不快チェック

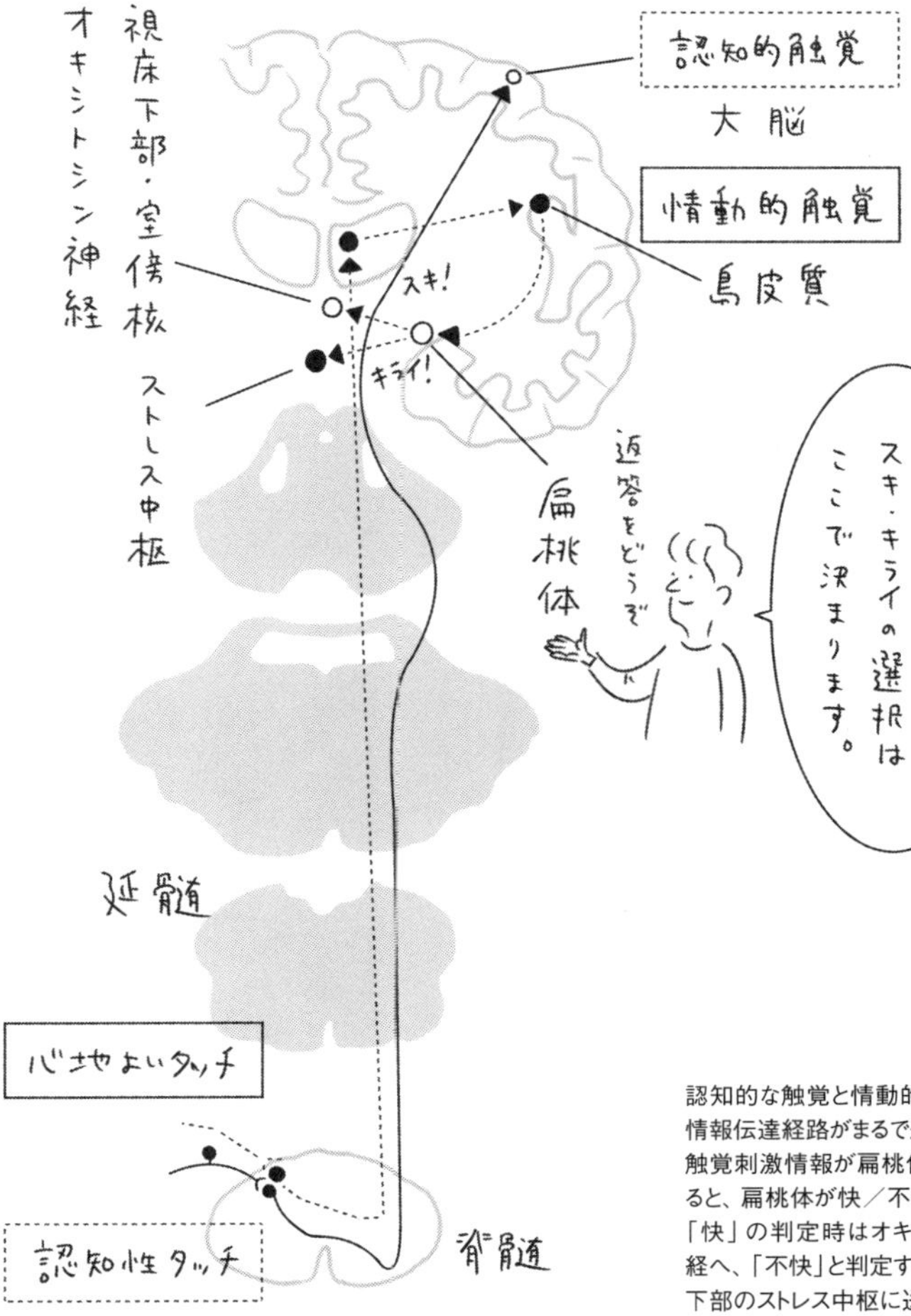

認知的な触覚と情動的な触覚は情報伝達経路がまるで違う。
触覚刺激情報が扁桃体に送られると、扁桃体が快／不快を判定。「快」の判定時はオキシトシン神経へ、「不快」と判定すると、視床下部のストレス中枢に送られ、ストレスと認識される。

応を起こします。他方「快」というポジティブな判定を下すと、人はその人を受け入れ、親しみの反応を無意識に起こします〔図17〕。

そして、この「ポジティブ判定」の先に、視床下部のオキシトシン合成細胞が存在するのです。つまり、**「心地よい」という無意識の情動判定が、オキシトシンの合成・分泌の絶対条件**なのです。

他人が触れて、「心地よい」という情動判定が下されるかどうかは、状況次第です。ひとつ間違うとセクハラなどになり、恐怖や緊張を誘発し、ストレスになります。

ところが、母子間、家族同士、恋人同士など親しい間柄では通常、無条件でＯＫが出て、安心と心地よさが生まれます。つまり、**人は親しい人との心地よいふれあいで癒されるようにできている**とも言えます。

触れてもらうだけでなく、自ら触れても癒される

佐伯さんはもう一つ、興味深い発言をしておりました。**「クライアントの方が癒され**

るだけではなく、実はセラピスト自身も癒されます！」と、言うのです。

びっくりするようですが、これは脳科学の面からも説明ができます。

まず、触れられた側のストレスが解消されることがわかる研究を紹介します。

2匹の犬を狭いケージに拘束した状態で、ストレスホルモン・コルチゾールを測定します。そのうち1匹だけを人が撫でてやります。すると、撫でられた犬のコルチゾールが低下するのです。同時に、オキシトシンも測定してみると、濃度が増加していました。これは、撫でるというグルーミング行動を通じてオキシトシンが分泌され、犬のストレス中枢を鎮静化し、ストレスホルモンが低下した、と説明できます。

基礎医学研究では、**ストレス中枢にオキシトシンを直接投与すると、ストレス中枢の活動が抑制され、血中のコルチゾール濃度が減少する**ことが証明されています。

これらの研究に基づいて、「グルーミング行動を施すほうの人にも、オキシトシンは分泌するのか？」という点が検討されました。

すると、グルーミングを施す人も、施される人同様に、オキシトシンが分泌されることがわかりました。前述の佐伯チズさんの発言は、科学的にも証明されたのです。

オキシトシンを持つのは哺乳類だけ

オキシトシンは、爬虫類《はちゅうるい》や鳥類などにはなく、哺乳類《ほにゅうるい》全体に共通する物質です。哺乳動物のグルーミング行動としてよく知られているのが、サルのノミ取り行動です。動物行動学ではストレス解消の行動（社会的グルーミング）と考えられています。サルは一日のうち、かなりの時間をノミ取り行動に費やすとされています。群れで生活するサルたちは、仲間同士のいがみ合いもあり、上下関係も厳しいので、間違いなくストレスの中で生活していると言えるでしょう。そこで、仲間同士、あるいは上下関係にあるサル同士が、グルーミングをし合うことで、双方のストレスを解消し、群れでの生活を円満にしていると解釈されます。

哺乳類にとって、オキシトシンは癒しの秘薬と思わずにはいられません。人類が地球上で繁栄してきた理由には、言語を操る認知脳を備えたことも重要ですが、オキシトシンという癒しと愛情をもたらす物質を脳に備えたことも同じくらいに意義があると考えられます。

動物とのふれあいも癒しになる

私は以前、ペットセラピーをテーマにしたテレビ番組に出演し、オキシトシンについて解説しました。

番組には、自宅で治療院を開業している男性が登場しました。その男性は、仕事の後は自宅で飼い犬と遊ぶことを日課としていました。

まず男性の仕事が終わった直後に、唾液でコルチゾールとオキシトシンの量をチェックしました。次に、いつものようにしばらく犬と遊んだ後、再び唾液でチェックすると、明らかにコルチゾールが減り、オキシトシンが増えていました。

ペットと心地よくふれあうことで、人のオキシトシンが増えることが簡単に証明されました。男性は、一日の疲れが一気に吹っ飛んだような爽やかな表情でした。

最近、街中で猫カフェや梟カフェなどが増えましたが、これも一種のペットセラピーと言えるかもしれません。仕事や学業に疲れた脳を癒しに、多くの人が訪れています。

おしゃべりがストレス解消になる理由

- おしゃべりは「心のふれあい」。オキシトシンを分泌させ、ストレスを解消する
- テキストだけの「デジタルなおしゃべり」は情動脳に働きかけないため、オキシトシンは分泌されない
- オキシトシンはセロトニンを活性化させる働きがあり、元気もつくる
- 他者との関わりは元気の源になる

これまで、心地よいスキンシップがオキシトシンを分泌させると解説してきましたが、直接のスキンシップがなくても、**親しい人とおしゃべりをするだけでも、オキシトシンが分泌され、ストレス解消になる**という研究結果が、最近報告されています。

その研究では二種類の介入実験を行い、オキシトシンによるストレスの解消ぐあいを調べました。まず小さい子どもに、人前でプレゼンテーションするというストレスを与え、コルチゾールが増加する状況をつくります。

一つめの介入では、いわゆる「心地よい」触覚刺激で計測しました。プレゼン後に母親とふれあいながらおしゃべりをすると、これまでの説明通り、コルチゾールが減少し、オキシトシンが増加しました。

二つめの介入では、**電話で母親とおしゃべりをするだけ**にし、直接のスキンシップは行いませんでした。しかし、それでもコルチゾールは低下し、オキシトシンが増えたのです。

つまり、**気心の知れた親しい人と、「心地よい」会話をするだけでも、脳内オキシトシンの合成と分泌が増えて、ストレス中枢を鎮静化できる**と解釈されます。社会的グルーミングには触覚を介したグルーミングと、心理学的なグルーミングがありますが、おしゃべりは人間における心理学的グルーミング行動、すなわち「心のふれあい」だと考えられます。

女性はストレスに強い?

男女を比較すると、女性の方がストレスに強いと一般に思われています。脳も身体も基本的に男女で違いはないのに、なぜでしょうか？

違いは何かというと、女性のほうがおしゃべりをよくする、ということが考えられます。買い物途中の立ち話、あるいは、小一時間カフェでおしゃべりしたり電話で長話をしたり、女性はおしゃべりというグルーミング行動を頻回に行います。

アルコールの有無、話の内容は関係ありません。おしゃべりという行動自体が、日頃のストレスをサッと洗い流し、元気に生活させることを、女性は心得ているのでしょう。ふだんから上手に、ストレス中枢の興奮を鎮めているのだと考えられます。

「仕事帰りの一杯」は、ビジネスパーソンのグルーミング行動

働く人の中には、仕事の後に「ちょっと一杯」という人も少なくないでしょう。同僚と、屋台や赤提灯などで軽く飲みながら、肩がふれあうほど狭い椅子に腰掛けて、すなわち、ちょっとしたスキンシップをしながら、たわいもない「心地よい」会話をするのです。そのおしゃべりが、脳内にオキシトシンを分泌させ、一日のストレスを発散させてくれます。

日本だけでなく、西洋では仕事の後にパブでワイワイガヤガヤ、飲みながらおしゃべりをする習慣があります。「ちょっと一杯」は、世界共通のオキシトシン活性術だと言えるでしょう。

デジタルでのおしゃべりでは、オキシトシンは分泌されない

では、親しい人と会話するだけで良いのであれば、わざわざ会わなくても、ＳＮＳなどでチャットする「デジタルでのおしゃべり」も十分グルーミング行動になるのではないか？　と思う人もいるでしょう。しかし、実際はそうではありません。

デジタルの文字情報だけの会話は、人間の認知脳に働きかけるには有効ですが、無意識で働く原始的な情動脳には効果がないことがわかっています。デジタルな会話では、双方の気分や心がきちんと伝達されないので、オキシトシン分泌は期待できないのです。オキシトシン分泌の絶対条件は、相手の情動脳に働きかけて、「心地よい」と

いう判定が下されることです。そのため、顔をつきあわせのリアルなおしゃべりでないと、情動脳への働きかけが起きないのです。

インターネット通話もＳＮＳも、大変に便利で使い勝手が良く、楽しい道具です。しかし、オキシトシン分泌につながるコミュニケーションでは基本的にありません。そこに、悩ましい問題があります。

現代は不眠の時代、うつの時代になってしまいましたが、その背景にはデジタル生活があると考えられます。私たち現代人にはデジタル時代を元気に生き抜くための意識改革が求められています。

ふれあいでセロトニンを分泌させる暮らしのコツ

オキシトシンの働きはストレス中枢を抑制して、疲れを癒してくれるだけではありません。**セロトニン神経を活性化させる働きもある**のです。いわば**人とのふれあいで元気になるようにできている、**ということです。

セロトニン神経の細胞には、オキシトシンの受容体があります。つまり、心地よいグルーミングによってオキシトシンが分泌されると、セロトニン神経も活性化され、脳内のセロトニン分泌が増え、心身ともに元気を回復するというしくみです。

私たちの一日の生活では、昼休みと黄昏時に、オキシトシンによるセロトニン活性のチャンスがあります。

午前中の仕事を終えて、少し疲れが溜まってきたところで、ランチタイムがあります。この時間に、同僚と外食に出れば、心地よいグルーミングで、オキシトシンが分泌できるでしょう。太陽を浴びながらのウォーキングも加われば、セロトニン活性には十分。午前中の疲れとストレスを解消できます。

おすすめでない過ごし方は、一人コンビニ弁当を食べながらパソコンを叩く昼休みです。

夕方に仕事が終わったら、同僚・友人・恋人・家族などと心地よい団欒の時間を持てば、ストレス中枢の興奮が静まります。また、セロトニン神経も復活して、疲労も回復します。前述のとおり、夜のセロトニン活性はメラトニンの合成につながるので、質の良い睡眠も得られます。

家族ある男性なら、帰宅後、親子でレスリングや相撲などのスキンシップをしても、オキシトシンの癒し効果が期待できます。家族とのふれあいは、身近なストレス解消・元気回復術です。

帰宅して、一人でゲームやインターネットに興じる生活では、オキシトシンは分泌されません。ブルーライトによる弊害も加わって、不眠にもつながります。休む時はデジタルなものから離れてしっかり休むことを心がけましょう。

愛情の裏にオキシトシンあり

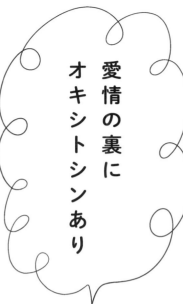

- オキシトシンの分泌は、愛情の脳をつくると推測される
- オキシトシンはいいところばかりでもない。排他的でもあり、自分より愛情を優先しかねない
- 見返りを求めず親切にするボランティア活動でもオキシトシンは分泌する

オキシトシンは近年、「**愛情ホルモン**」とも呼ばれて、注目されています。

一般的に「愛情」というと、親子の愛情、男女の愛情、ペット愛などがありますが、愛情を感じる状況は、オキシトシンが分泌される状況と重なります。つまり、**愛情という心の背景には、脳内オキシトシンの合成・分泌がある**と考えられます。

しかし、オキシトシンと愛情の関係については、まだ脳科学的には十分な解明がなされていません。現時点でわかっていることは、オキシトシンが分泌する脳領域が、言葉や理屈といった認知機能を担う大脳皮質ではなく、心や情動を司る大脳辺縁系であることです。詳しいメカニズムの解明はこれからです。

とはいえ、心地よいふれあいやおしゃべりが、オキシトシンを分泌させ、愛情という心の状態をつくりだしているという「状況証拠」はたくさんあります。

例えば、母子の愛情が育まれる状況を思い描いてください。出産後、母親は数時間ごとに、昼も夜も授乳します。そのたびに、母子の脳内でオキシトシンが合成・分泌され続けます。この濃密なオキシトシン活性生活は、約一年間続きます。

オキシトシンが継続的に分泌されると、やがて脳の神経回路が構造的に変容し、愛情という絆の心地よさを感じさせる神経回路を形成されると考えられます。すなわち、「愛情の脳」が育まれるのです。

愛情が育まれるプロセスは、しばしば植物の生育に例えられます。植物の生育には、太陽光と水分と栄養素が必要です。それに相当するのが、愛情が育まれるための、心地よいスキンシップと、おしゃべりなどのグルーミング行動です。

そうして、たっぷりとオキシトシンが分泌され続ければ、誰の脳にもやがて愛情が育まれ、開花し、実を結ぶと脳科学的には言えます。

いいところばかりでもないオキシトシン

ストレス中枢を鎮静化し、元気物質セロトニンを活性化し、愛情という絆の心地よさを育むオキシトシンは、人間の幸せを演出する物質と言えます。

しかしオキシトシンには、二つの負の側面があります。

まず、**オキシトシンによる幸せを体験するのは身内だけ**であって、**身内以外に対してはむしろ攻撃的になる**ことです。

この排他性を克服するためには、哲学や倫理が必要です。なぜなら、オキシトシン合成細胞がある情動脳は、言葉や経験智や理性を司る大脳皮質によってコントロールされる立場にあるからです。

もう一つの負の側面は、**情動中枢（扁桃体）の判定基準が変容してしまう**ことです。

通常の情動判定は、生命が危険に晒されないように、嫌悪すべき対象や危険から逃避

するという、「生命維持」が基準です。

ところがオキシトシンたっぷりの愛情脳になると、その**判定基準が変わってしまい、危険を避けようとしなくなります**。自分の生命が犠牲になっても、我が子を助けるために危険に飛び込むような行動などはその例です。また、愛し合っている男女の心中も、通常では考えられない異常行動です。

自爆テロはオキシトシンのなせる業!?

近年ニュースで報じられる「自爆テロ」も、実はこの例として説明できます。

仲間との強い絆で結ばれて、同志間でオキシトシン分泌の高い状態で生活し続けていると、やがて脳が変容し、情動判定が正常ではなくなり、死という危険を恐れなくなります。同時に、仲間以外の敵対者に対する攻撃性が強まります。この状態にある人間は、自爆テロを平気で遂行できてしまう心の状態にあると考えられます。

強い絆で結ばれた人間がとんでもない行動を起こして、世間を騒がせる背景にはオキシトシンがあるのです。本書ではそこには深入りしませんが、オキシトシンには負の側面もあることを認識しておいてください。

情けは人の為ならず——ボランティアのすすめ

他者との心地よい関係性がオキシトシン分泌を促し、自分の心にも好ましい状況をもたらすことを説明してきましたが、この点について、注目すべきポイントがあります。知人や友人や家族など身近な人でなくとも、**赤の他人に対して親切にするだけでも、自分自身の脳にオキシトシンが分泌され、幸せな気分になれる**ということです。困っている人の手助けをするボランティア活動などがそれに当たります。

ボランティアをすると、自分も幸せ感や元気をもらえるという人が少なくありません。報酬や対価を求めて行う行為ではないのですが、自分の心が満たされて幸せな気分を味わえるのです。「情けは人の為ならず」という諺《ことわざ》がありますが、まさにオキシトシンを活性化させているのです。

最近では、ボランティア活動に積極的に参加するシニアの人たちをよく見かけるようになりました。幸せな老後生活と言えます。昔から、困っている人を見ると、じっとしていられない「お節介な年寄り」が結構いました。見返りを求めず他者に尽くすのは、人間特有の脳機能と考えられます。

COLUMN

認知症の母への「肩叩き」で感じたふれあいの効果

昔から、子どもや孫が親や年寄りの肩を叩く行為は、家庭内の微笑ましい光景として知られています。手でトントンと心地よく叩く行為も、オキシトシン活性に通じます。マッサージのように筋肉を揉みほぐさなくても、軽く肩から首筋に触覚刺激を与えるだけでオキシトシンが分泌され、癒しを与えてくれるのです。あまり難しく考えないでも心地よく触れれば、それでOKです。

私には、亡き母の晩年に、忘れられない思い出があります。高齢で認知症を患っていた母を、私は定期的に実家に見舞いに行っていました。母に語りかけても、まともな会話にならないほど、症状が進んでいた頃のエピソードです。

いつものように、母の肩から首筋をトントンと叩きながら、昔話をしていました。いつもは眠り込んでしまうのですが、ある時、気持ちよさそうにこっくりこっくりしながら、いきなり「あ〜生きてきてよかった」とまともな言葉を発したのです。私は思わず耳を疑いましたが、熱いものが込み上げてきました。

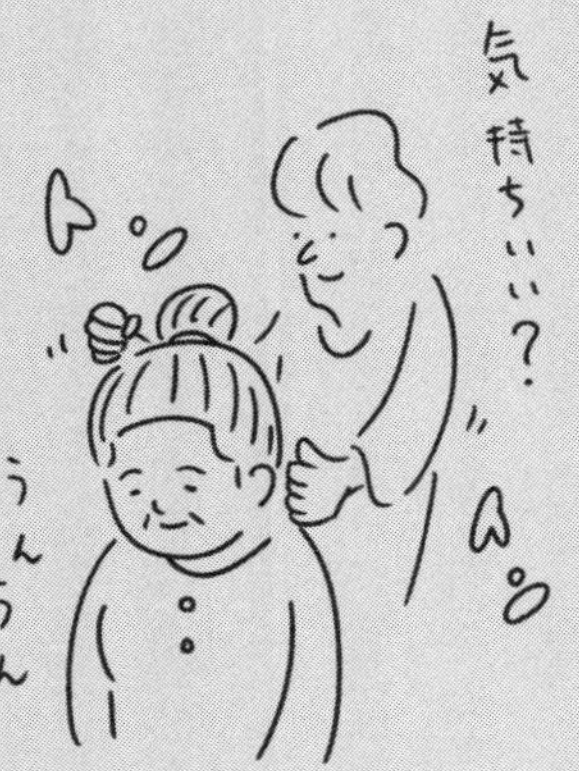

私の触覚刺激が「心地よさ」となって、認知症の母に無意識にまともな言葉を発せさせたのです。言語以上に心に作用するのが、「心地よい」触覚刺激なのだとあらためて実感しました。

私は講演などで次のように話しています。

癌の終末期にある患者を見舞いに行ったら、言葉で慰めるよりも、手を優し

COLUMN

く握って、心地よくマッサージをしてご覧なさい。しばらくして、患者の顔が和んできたら、それが癒し効果なのですよ、と。

決して癌が治るわけではありません。しかし、優しく触れることは、患者の心を癒すのです。情動性タッチは、心に働きかける強力な術。慰めの言葉以上に、こちらの気持ちを伝達させられるものと思われます。

第4章

ストレスを
人生の味方に変える
ドーパミン

これまでセロトニンという脳内物質について解説しましたが、私たちの心に影響を与える脳内物質には、そのほかに二つの重要なものがあります。快の刺激で活性化するドーパミンと不快の刺激で活性化するノルアドレナリンです。前者を「赤い心」、後者を「青い心」と、単純に区別しましょう。

これらの脳内物質は適切に分泌されていれば、私たちの暮らしを前向きなものにしてくれますが、暴走すると、さまざまな心の病を引き起こします。セロトニンは、これらの脳内物質をコントロールする役割を担っています。

本章では、「赤い心」のドーパミンから説明しましょう。

やる気の源　ドーパミン

・ドーパミンは「快」の刺激で分泌され、それをもっと味わうためのやる気を引き起こす
・夢や願望などの内的な欲求も、ドーパミンを分泌させる
・夢を叶えるための困難にはストレス中枢は反応しない

快／不快の判定を下すのは、情動中枢の扁桃体《へんとうたい》だと説明しました。感覚情報について、扁桃体が「快」の判定を下すと、脳内に「ドーパミン」が分泌されます。

例えば、いい匂い、美しいもの（美女やイケメン含め！）、おいしい料理、いい音色など。さまざまな「快」の刺激を受けると、人は「もっとその快を堪能《たんのう》したい」と思い、接近行動を起こします。そして、それを手に入れるために意欲的で積極的な気分になります。

その脳内回路をまとめてみましょう。

ドーパミン神経は中脳にあり、大きく二つの働きがあります。①運動機能と、②情動機能です。

運動に関わるドーパミン神経

運動機能に関わるドーパミン神経は「黒質《こくしつ》」という部位にあり、スムーズな運動を促します。なお、それが遮ぎられると、パーキンソン病になります。

情動に関わるドーパミン神経

一方、本章で取り扱うのは情動に関わるドーパミン神経です。このドーパミン神経は黒質の隣、「腹側被蓋野《ふくそくひがいや》」にあり、二つの脳部位に影響を与えます［図18］。

一つは「前頭前皮質《ぜんとうぜんひしつ》」で、そこにドーパミンが分泌されると、意欲・モチベーションが生まれます。「渇望《かつぼう》」と言われるものの正体です。

図18　ループ構造のドーパミン神経

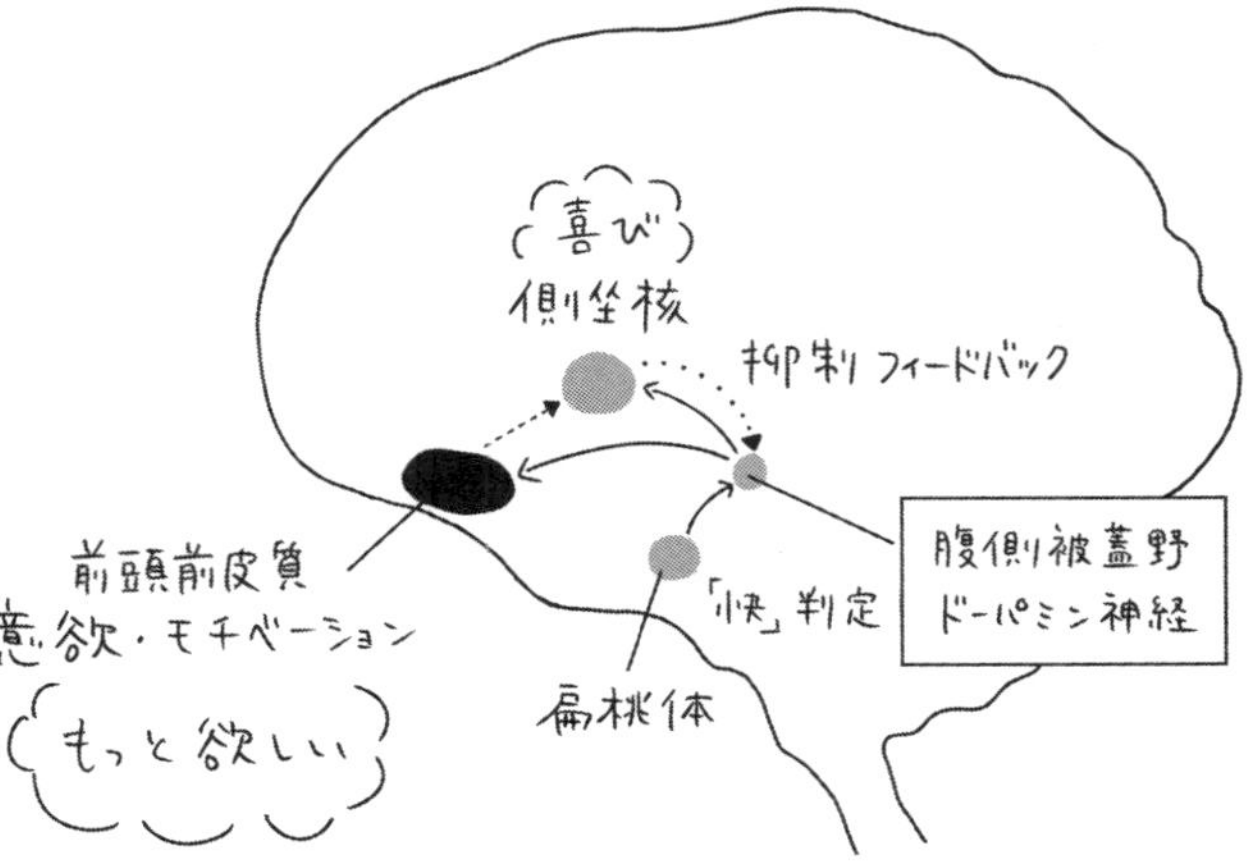

もう一つは大脳辺縁系の「側坐核《そくざかく》」です。ここにドーパミンが分泌されると、喜びが生まれ、ポジティブで楽しい気分になります。

夢や希望もドーパミン分泌を促す

「試験に合格したい」「試合で勝ちたい」「美人／イケメンと結婚したい」「昇進したい」「高級車が欲しい」など、人はさまざまな夢や希望を抱きます。

実は、外部からの感覚刺激だけでなく、**心の中で夢や希望を抱くだけでも、**

ドーパミンのループ回路が活性化します。その夢や希望が叶った時は、側坐核でのドーパミン分泌が増え、意欲的で楽しい気分になります。半端ではない喜びです。きっと多かれ少なかれ、似た体験があるのではないでしょうか。「夢を諦めずに、努力を続ければ、やがて夢が実現した時には、最高の幸せが待っている」という人生観に通じます。その考えを支えるのがドーパミンです。

また、**過去の喜びの記憶や、社会からの好ましい評価、他者からの励ましの言葉などによっても、この回路は活性化します。**すなわち、大脳からの意図的な指令でも、この渇望の情動回路は活性化されます。過去に高い評価を得た経験から、「俺はすごい」「私は美人」と思うと、前向きなやる気が持てます。世間では「ポジティブ思考」と称されて、推奨されています。

夢を叶えるための困難はストレスにならない

夢を叶えるために行動する時、大抵はストレスが伴います。試合で勝つための厳しい練習や、良い成績をあげるために夜遅くまで勉強や仕事をするなどです。

ところが、不思議なことに、目標のために自らストレスのある状況に入る場合（渇望ストレス）、ストレス中枢は興奮しません。ストレスホルモンの分泌は増えず、うつ傾向にもならないのです。ドーパミンによる楽しい気分だけが現れて、意欲的でポジティブな心が維持されます。

依存症はドーパミンの暴走状態

・ドーパミンの分泌はループ構造。喜びと欲しい気持ちは互いに増幅させ合う

・ドーパミンが大量に放出されると、抑制性のフィードバックで、意欲喪失を招く

・ドーパミンを原動力に幸せを追い求めるのではなく、オキシトシンによる幸せを

ラットがやみつきになった快感刺激

強烈な欲求と良い気分が繰り返されると、やがて依存症の脳に変容してしまいます。前頭前皮質とドーパミン神経と側坐核の三つの構造は、相互に結合があるループ回路になっており、影響し合っているからです。

そのしくみについて詳しく見ていきましょう。

ドーパミン研究の発端は、１９４０年代に行われたラットの自己刺激実験です。ラットの脳内には刺激用電極を装着します。脳内は痛みを感じませんから、ラットはケージ内を自由に動き回ることができます。この状態でさまざまな脳部位を刺激し、その反応から脳機能を解析する研究が、当時は多数行われました。

通常は、研究者が頃合いを見計らって電気刺激のスイッチを押します。しかし、オールズとミルナーという二人の研究者が行った実験では、刺激用スイッチをケージ内にセットし、ラットが自分で刺激を生み出せるようにしたのです。すると、ある部位の電気刺激で、ラットが異常な行動を示しました。ラットが何度もスイッチを押し続けて、止まらなくなったのです。

「もっと欲しい」気持ちが生まれるしくみ

その理由をラットに聞くわけにはいかないのですが、刺激していたのは「内側前脳《ないそくぜんのう》束《そく》」と呼ばれる部位でした。後の研究で、ここはドーパミンが前頭前皮質および側坐核に至る経路であることがわかりました。

例えば、おいしいものを食べると、おかわりしたくなる時があります。ドーパミン神経は、「ドーパミン神経→前頭前皮質→ドーパミン神経」という自身を興奮させるポジティブなループ回路を備えています。この回路は、「快の情動回路」と呼ばれます。さらに、ドーパミン神経が活性化すると側坐核も興奮するため、喜びの気分も高まります。それはそれは、幸せな気分です。これが、「渇望」の正体です。そのため、ラットは快の刺激を「もっともっと」と、求めるようになったのです。

なお、この機能が老化などで低下すると、「アパシー」といって、意欲喪失の状態に陥ります。

人は次から次へと欲望を持つようにできている

夢が叶うと誰でもなる「燃え尽き症候群」

しかし、ひとたび夢が実現すると、一転して意欲喪失状態に陥るのも、よく聞く話

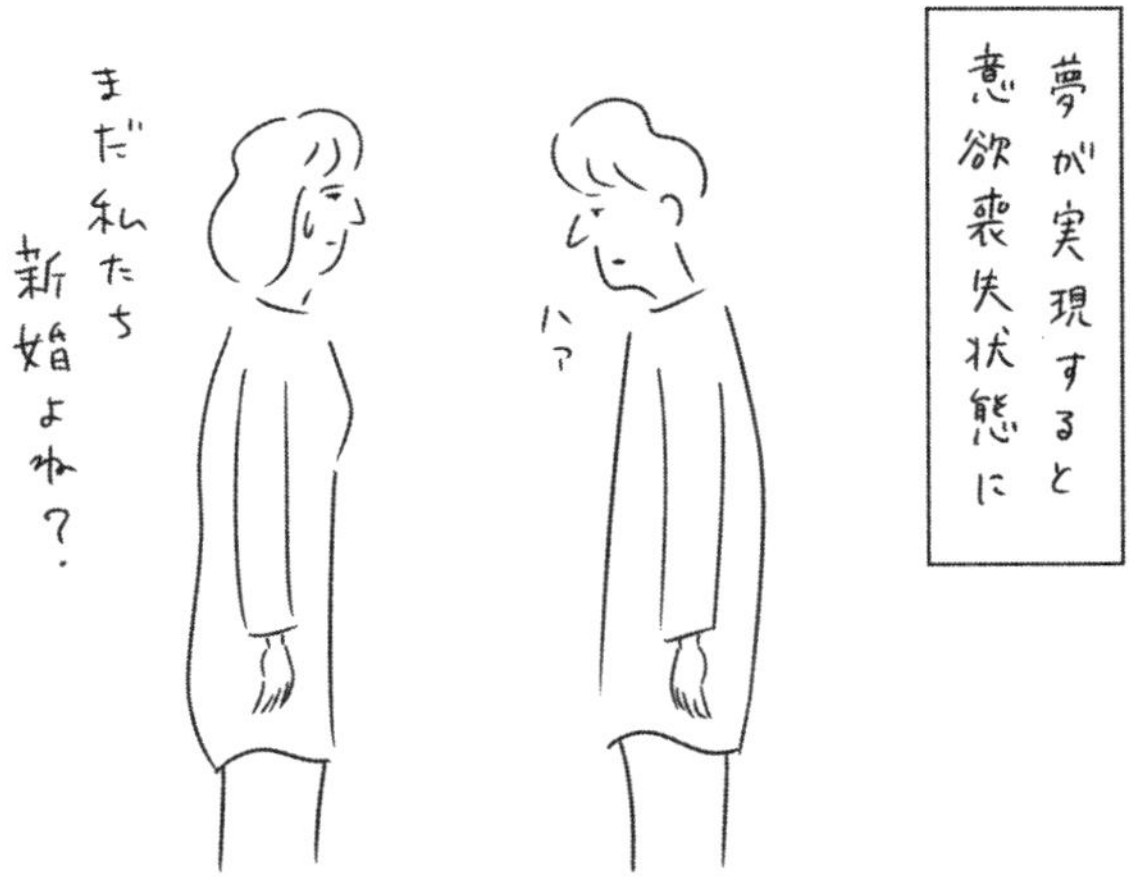
夢が実現すると
意欲喪失状態に
ハァ
まだ私たち
新婚よね？

ではないでしょうか。例えば、大きな大会で優勝した後、しばらく意欲喪失状態に陥ってしまうアスリートなどは典型的な例で、「燃え尽き症候群」と言われる状態です。

実は、程度の違いはあっても、**誰でも、夢が叶った後には、一時的に意欲喪失状態に陥ります。**ドーパミンが一定以上の濃度になると、側坐核からドーパミン神経に対して、強力な抑制性のフィードバックが働くためです［前出・図18］。その結果、ネガティブな気分が強く長く現れて、心身共に落ち込んでしまいます。

この状態から回復するためには、次

の夢を心に抱いて、再びドーパミン神経を活性化させなければなりません。というか、それしか解決の道はありません。これはつまり、**次から次に欲しいものを探し求めるように、私たちの脳はできている、**とも言えるでしょう。

ドーパミンのループ回路は止められない

次から次に夢を抱いて、人生をポジティブに楽しく生き続けられれば、それは間違いなく幸せな人生です。

しかし、そのためには夢が叶い続けなければなりません。人は必ず挫折を味わいます。その時、どう生き方を修正するかが、人生のわかれ道です。一つ間違うと、ストーカー行為のように、**何が何でも、倫理や法律を犯しても、渇望の対象を得ようとすることも**あります。渇望の神経回路はポジティブなループ回路なので、歯止めが聞かなくなる危険性を孕《はら》んでいます。**依存症は、ドーパミンの暴走状態。**だから仏教では、「渇望」を「貪り」と称して、厳しく戒めています。

覚醒剤・コカインなどの薬物は、側坐核のドーパミン濃度を人工的に一気に高めて、多幸感や恍惚をもたらします。
しかしこの異常興奮は、フィードバック回路ですぐに強力に抑制されてしまいます。そのため薬が切れると、気分は相当に落ち込みます。それを解消するために、再び薬に手を出すという悪循環に陥ります。

生活習慣によっても依存症は形成されます。ギャンブルなら、「大儲けをした」という強烈な快の情動体験が引き金になり、大量のドーパミンが分泌されます。しかし、直ちに不快な意欲喪失状態に陥ります。それを解消するために、「夢よ、もう一度」と、射幸心に火がつき、ギャンブルを続けてしまうのです。

ドーパミンのループ回路は、より活性化されることはあっても、止むことなく回り続けます。大損をしていても、ドーパミンが繰り返し大量に分泌される生活が続くうちに依存症の脳に変容し、取り返しのつかない状態に陥ります。そうなる前に、依存対象から足を洗う必要があります。

依存症の脳は治せるの？

依存症の脳として新たにできあがってしまうと、簡単には正常には戻せません。改心して、覚醒剤なりギャンブルなりをやめても、気分は不快で落ち込んだまま、長期間苦しい生活を余儀なくされます。それを解消させるべく、再び手を出す誘惑が絶えず付きまといます。前を向いても、後ろを向いても、苦しい生活です。

この**ドーパミン神経のループ回路は、大脳皮質の認知機能とは無縁**です。そのため、いくら**言葉で諭しても効き目がありません**。無意識の情動回路が勝手に動いてしまいます。長期間、療養施設に隔離されて、依存症の脳が正常化するのを待つほかありません。

ドーパミンの力を使いこなすには？

このように、欲しいものを手に入れて大喜びしても、それは一時的なもので、ドーパミン神経はすぐに抑制されてしまう現実を解説しました。

次から次に欲しいものを探し求めるように、私たちの脳はできている——こうした脳のしくみがわかると、夢を追い求める生活から距離をおいて生きたい、と考える人もいるでしょう。

しかし夢や希望を持たずに生きるのも、味気なく、幸せな人生とも言えません。ドーパミン神経を暴走させずに、ドーパミン分泌を維持する生き方はあるのでしょうか？

実は、あります！　**夢を抱きつつ、夢を実現させない生き方**です。

夢が実現すると、ドーパミンが大量に分泌して、フィードバックによる抑制が必ず起きるわけですから、夢が実現しそうになったら、また次の夢を見つけるのです。夢を実現すること、つまり**結果を目標にしないで、向上心だけで生き続ける**ことです。結果は「付いてくるもの」。結果を求めて生きるのを止めれば、意欲喪失状態を体験せずに、あるいは軽い体験だけで済みます。

あのイチロー選手の語録にも、このことが語られています。さらなる高みを目指して、日々準備し続けるところに、人生の楽しみがあるというのです。輝かしい記録や勲章は、いくらたくさん獲得しても、その幸福感は長くは続きません。

脳科学的には、**側坐核に大量のドーパミンを分泌させないように配慮しつつ、ドーパミンをいつまでも分泌させ続ける生活**、それが理想です。ちょっと禅問答のようですが、このような心の持ち方は誰でも可能です。

ドーパミンをスローダウンさせるセロトニン

とはいえ、「結果を求めず、向上心だけで生きる」というのはなかなか難しいという人もいるでしょう。

そこで、セロトニン活性が有効です。なぜなら、**情動のドーパミン神経の細胞は、セロトニン神経から抑制信号を受け取るしくみになっている**からです。**セロトニンがしっかり分泌されていれば、ドーパミンの暴走を鎮め、舞い上がりそうになる心を平常に戻してくれる**のです。

イチローの場合、座禅の呼吸法をグラウンドに出る前に必ず実践していた、とヤンキースの同僚であったデレク・ジーターが語っておりました。セロトニン活性の生活を継続しつつ、ドーパミン分泌を維持させる生き方が望ましいと結論されます。

なお、**セロトニンには一度でき上がってしまった依存症の脳を修復する働きはありません**。依存症になる前に、ドーパミンの暴走を抑える生活を実践しなければなりません。

挫折は「オキシトシン的な生き方」への切り替え時

人生を前向きにハッピーに過ごすうえで、ドーパミンとオキシトシンとセロトニンという三つの脳内物質が重要な役割を担っていることがわかってもらえたと思います。

それを踏まえて、これら三つの脳内物質が、人生のどの時期に最も役に立つのか、考えてみましょう。

夢を叶えるために頑張り続ける「ドーパミン的な生き方」

ドーパミンは青年期に有効な脳内物質です。

「青年よ、大志を抱け」というクラーク博士の言葉がありますが、志（夢）を抱いて、困難な道を歩み続ける過程で、ドーパミンが分泌され続けます。大きい志ほど、なかなか実現しないので、ドーパミンは長く分泌することになります。

一方、困難なストレス状況であっても、ドーパミンによるストレスはストレス中枢を活性化させないので、ポジティブで楽しい気分で生き続けられます。**青年期の大志は間違いなく幸せの源**です。

大きな夢でなくても、例えば希望の学校に入学し、希望の仕事に就き、好きな人と出会い結婚し、昇進や昇給を獲得し、家や車を手に入れて……と、階段を登るように、一つずつ小さな夢を順番に実現して行く生き方も向上心が継続するので、ドーパミンを無理なく分泌させ続けることができます。大それた夢ではないため、叶わなくてもすぐに次の夢に切り替えられるでしょう。依存症の問題も発生しません。地道に上を向いて歩み続ける生き方です。

しかし、人生に挫折はつきものです。試験で失敗する、離婚する、昇進レースで脱落する、倒産やリストラに遭うなどあるでしょう。

挫折したら、ドーパミン的な生き方にしがみつかないのが賢明です。何が何でも夢を実現するよう頑張ると、ストーカーのような行為をやりかねません。

そこで、さらりと生き方を切り替えて、「オキシトシン的な生き方」にシフトすることです。夢を実現する右肩上がりの生き方ではなく、**家族や同僚との心地よいふれあいを大切にする生き方**に軸足を移すのです。ボランティア活動など、他者への親切を心がける生活も、オキシトシン分泌につながります。

いつからオキシトシン的な生き方に切り替えるかは、人によって違います。通常は、成熟した年齢ですが、**大きな挫折を味わった時が切り替え時**と言えるでしょう。

挫折から立ち直るにはセロトニン活性

なお、挫折で落ち込んだ時には、すでに解説した通り、積極的にセロトニンを分泌させる「攻めの養生」で、心身の元気を回復させることが肝要です。

繰り返しますが、セロトニン活性の生活は、ドーパミンによる舞い上がる心も鎮めてくれるので、人生のあらゆるステージで役立つはずです。もちろん、高齢期にも、心身を元気に維持してくれます。

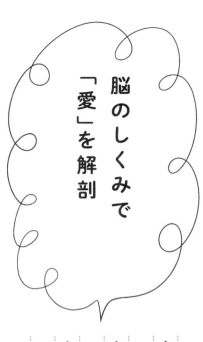

脳のしくみで「愛」を解剖

- ・恋人の情熱はドーパミン、夫婦の愛はオキシトシンがつくる
- ・脳科学的には、夫婦の絆が損なわれるのは、愛の有無よりオキシトシンの有無
- ・子どもがいる人は、子どもを中心にグルーミングを行うことで、家族の絆を育む

恋はドーパミン、愛はオキシトシン

数年前に、愛情をテーマにしたテレビ番組に出演しました。「なぜ、人は不倫をするのか」という副題がついていました。私はドーパミンによる愛情とオキシトシンによる愛情の違いについて説明しながらコメントしました。

ドーパミンによる愛情は、男女の出会いから結婚するまでに、重要な役割を果たします。例えば、一目惚れで恋に落ち、お互いに惹かれ合う時は、ドーパミンのループ回路が活性している脳内状況です。喜びに満ちた気分を味わい、どんどん惹かれ合うでしょう。

順調にいけば、結婚に至りますが、その時点でドーパミン分泌は最高潮に達し、至福の気分を味わいます。**恋愛から結婚まではドーパミンが主役**を演じます。

浮気&不倫の脳科学的な原因

ところが、結婚という「ゴール」に到達すると、ドーパミンのループ回路は機能しなくなります。ここから夫婦の愛情を育むのは、オキシトシンの仕事です。

性行動を含む心地よいふれあいと、語り合いのグルーミング行動が、脳内にオキシトシンを分泌させて、絆の心地よさ、愛情を体験させます。

結婚生活が続くにつれて、多くの場合は出産や育児というライフスタイルの変化が訪れます。

すでに解説したように、育児中の母子の間では、授乳などによってオキシトシンがたっぷり分泌しますが、オキシトシンによる愛情は排他的ですから、男性はその間から排除される可能性があります。また、家族のために仕事にいっそう打ち込み、ふれあいが減ってしまったという男性もいるでしょう。

このように、ライフスタイルが変わる中で、夫婦でのオキシトシン分泌が減ってしまう状況が起こるのです。

「卵が先か、鶏が先か」の議論になりますが、脳科学的には、浮気や不倫の原因の一つは、夫婦の愛情がなくなったからではなく、ふれあいとグルーミング行動が減って、オキシトシン分泌の少ない夫婦生活になったから、と言うことができます。

それでは、どうやって夫婦の間でオキシトシンを分泌させ続けられるか、脳科学的に考えてみましょう。

子はかすがい

まずは、**男性の側も子どもとのふれあいを意識して継続し、父と子の愛情をしっかりと育むこと**です。子どもを中心に夫婦がグルーミングし合えば、好ましい家族愛が育まれるはずです。

男性は授乳行動はできませんが、子どもを抱いてスキンシップを続け、グルーミング行動を継続することはできます。そうすれば間違いなく、オキシトシンによる愛情を妻・子ども・夫との三者間で育めるはずです。

離婚寸前の夫婦が3カ月オキシトシン生活に挑戦した結果

また、離婚寸前の夫婦が交わした、ある約束についてのストーリーを読んだことがあります。夫がある日、妻に離婚を切り出したところ、妻はあることを条件に、離婚に応じると答えました。それは「3カ月間、毎朝出勤する前に、夫が妻にハグをする」というものでした。

これは「毎日、オキシトシンがちょっとだけ分泌される生活」と言えます。言葉でお互いを理解するのではなく、無意識で情動的なグルーミング行動を繰り返し、夫婦間でオキシトシンを分泌させる生活を、3カ月続けることにしたのです。

結末は、やがて夫婦の心に変化が現れ、離婚を取りやめたということでした。オキシトシンが分泌される生活を続ける間に、枯れかかっていた愛情が生き返ったと、脳科学的には解釈されます。

言葉で話し合う以上に、情動的、無意識の触覚刺激によるオキシトシン分泌が力を発揮するのだと言えるでしょう。**ふれあいやグルーミングがなくなるから、愛情が消えていくのであり、その逆ではない**のです。人は、そのようにできているのです。

花に水をやらねば枯れてしまいます。互いに、オキシトシンという水をやり合う意識を持てば、夫婦愛は末永いものになると考えられます。

ハードワークがやめられない

・ハードワークには、ドーパミンの暴走によるものもある
・オキシトシン分泌のある生活を続けるうちに、人間らしい暮らし方が見えてくる

ドーパミンの最後に、現代日本の働き方について見ていきましょう。

ハードワークには、ブラック企業で強制的に残業を強いられている場合だけでなく、渇望から自分の意志でハードワークを続けている場合もあります。これはドーパミンの暴走の一種です。

何を渇望しているのかといえば、**昇進や高い給料、周囲からの好ましい評価など、さまざまな快情動が引き金**になっていると考えられます。失敗という挫折を恐れる不安

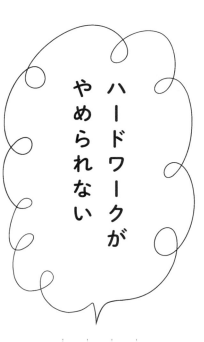

も背景にあるかもしれません。また、周囲が遅くまで働いているから、惰性でやっているだけという場合もあります。

どうしたら抜け出せるか？　私の場合をお話ししましょう。

アメリカ生活で変えた働き方

私が医師として働き始め、子どもも3人授かった頃です。家事は妻が主に担当し、私は夜遅くまで働いて、家に帰れば、子どもたちの寝姿を見て生活する毎日を送っていました。私だけでなく、周りの同僚たちも皆同じような生活を送っていました。

ところがある時、米国から一通の手紙が舞い込み、留学することになりました。私は家族を連れて行きましたが、そこでは、全く違う生活スタイルが待っていました。まず、早朝に出勤し、5時には帰宅します。週休は2日。残業や休日出勤は、能力がないからやるものという認識で、好ましい評価ではありませんでした。突如として、私は家族の絆が嫌でも育まれる生活に放り込まれたのです。

しばらくして、そういう生活に慣れてくると、私の人生観が変わりました。この生活を心底楽しいと思うようになったのです。人間的豊かさとは、こういう生活なのだと感じるようになりました。

帰国すると、日本では相変わらず、皆ハードワークでした。しかし私の場合、もう家族とのふれあいや団欒のある生活を捨てることができなくなっていました。

そこで週に1～2度、深夜までハードワークをしても、残りの日はなるべく早く帰り、家族や友人と過ごすオキシトシン生活を心懸けました。それでも特段、仕事のペースが鈍るということもありませんでした。ひとたびオキシトシン生活を体験すると、ドーパミン的価値観だけで頑張る生活は、人間として不自然だと確信したからです。

オキシトシンがたっぷり分泌する生活を一定期間続けると、何が人間的な生活であるか、自然にわかるようになるでしょう。ハードワークで疲弊して病む前に、価値観と生活スタイルを修正したいものです。

私たちの脳には、ドーパミンもオキシトシンも両方備わっているのです。二つとも有効に活用して生活したいものです。

COLUMN

お酒がやめられません。甘いものがやめられません。どうしたら良いでしょうか？

お酒がやめられないのは、薬物依存と同じメカニズムです。ただし、飲酒のきっかけは、覚醒剤のような「快情動の渇望」ではなく、不快なストレスによる憂さ・不安・緊張など、「不快情動の解消」という違いがあります。

アルコールの薬理作用は、脳機能を全体的に低下させますから、覚醒レベルも落ちますし、不安や緊張も緩和されます。一時的なストレスであれば、アルコールによって、リフレッシュされますので、酒は百薬の長として、むしろ推奨されます。しかし、簡単に解決されないストレス状態の中で、飲酒が繰り返されると、依存の問題が発生します。深酒でストレス解消だけでなく、陶酔感や恍惚感が体験されるようになると、ドーパミンの暴走が始まります。アルコールが脳に残っていると、仕事をテキパキとこなせなくなり、気分はうつ傾向となり、次第に普通の社会生活が送れなくなります。、アルコールがないと不快な気分が訪れますので、再びお酒でドーパミンを分泌させます。そうして、ドーパミンの暴走が繰り返されると、やがて依存症の脳が形成されます。いわゆる「アル中」です。

アル中になる前にお酒をやめるには、ストレスと真正面から向き合うことです。それにはセロトニンを活性化させる攻めの養生を継続しつつ、仕事などを通じて、ドーパミン神経を刺激する生活をすれば、ポジティブ思考が復活します。脳のしくみを活用すれば、ストレスで落ち込まない生活は可能なのです。

甘いものがやめられないのは、アルコールの場合とは若干異なります。甘い食べ物自体には、はっきりとした脳への薬理作用は知られていません。しかし、甘いものを食べ始めるきっかけが、不安や不快のストレス解消である点はアルコールと同じです。

COLUMN

甘いものは、扁桃体で「快」と判定されますので、ドーパミンのループ回路が活性されて、「もっともっと」と渇望が生じ、一時的に歯止めが効かなくなります。満腹中枢がブレーキをかけるまで、食べ続けてしまいます。

食べ始めるきっかけは、不安などのストレスですから、そのストレスが解消されない限り、その行動は繰り返されます。しかし、依存症の脳になるほど、深刻なものにはなりません。ただし、肥満の問題は別にあります。

甘いもの依存も別のストレス解消法を取り入れることによって、十分に解決可能です。心地よいふれあいやおしゃべりを積極的に生活に取り入れるほか、攻めの養生としてセロトニン活性の生活を送ることです。ストレス中枢を賢く鎮めながら、前を向いて生活することをおすすめします。

第 5 章

ピンチから身を守るノルアドレナリン

本章では、「青い心」のノルアドレナリンについて解説しましょう。

ノルアドレナリンは、不快の刺激で活性化されます。それによってもたらされる心の反応は、一般的にはネガティブで「ブルー」なものです。

しかし、ノルアドレナリン神経による心の変化は、それだけではありません。むしろホットで、生命を積極的に守る働きをします。

それを私は「脳内危機管理センター」と呼んでいます。その理由から説明しましょう。

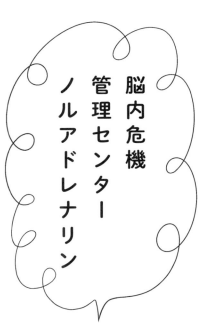

脳内危機管理センター ノルアドレナリン

・ノルアドレナリンは、生命の危機を回避するために身体の状態を整える
・適度な緊張状態では良いパフォーマンスを引き出せるが、過度の緊張状態では、逆に動けなくなってしまう
・セロトニン活性で過度な緊張を鎮めて最良のパフォーマンスを得る

ノルアドレナリン神経は夜寝ている時には活動せず、起きている時に持続的に活動します。この活動パターンは、すでに解説したセロトニン神経と同じパターンです。しかし両者は、活性の原因も、その結果引き起こされる反応・行動も全く違います。

ノルアドレナリン神経の活性化因子は、**身体の内外から発せられる危機的なストレス信号**です。

例えば、体内からの危機的信号としては、窒息して酸欠になったり、出血してショック状態になったり、低血糖で意識が朦朧《もうろう》としたりなど、生命が危機に瀕した時です。身体の外部からの危機的信号としては、事故などの危険が迫ってきた時や、悲鳴やサイレンが聞こえてきた、ハチに刺されたなどの、「不快な感覚刺激」です。

そういう状況で直ちに反応して、脳内各所に危機の警報を発信するのが、ノルアドレナリン神経の働きです。まさに、「脳内危機管理センター」です。このノルアドレナリン神経が正常に機能しているから、私たちの生命がちゃんと維持されている、と言えます。

危機を感じたときのノルアドレナリンの反応

ノルアドレナリン神経は、ドーパミン神経やセロトニン神経と同じく、進化的に最も古い脳幹にあります［図19］。そこから、大脳皮質、大脳辺縁系、視床下部、脊髄などにノルアドレナリンを分泌しています。

ノルアドレナリン神経が危機的信号を受けて活性化されると、次のような警報が発

図19　ノルアドレナリン神経の働き

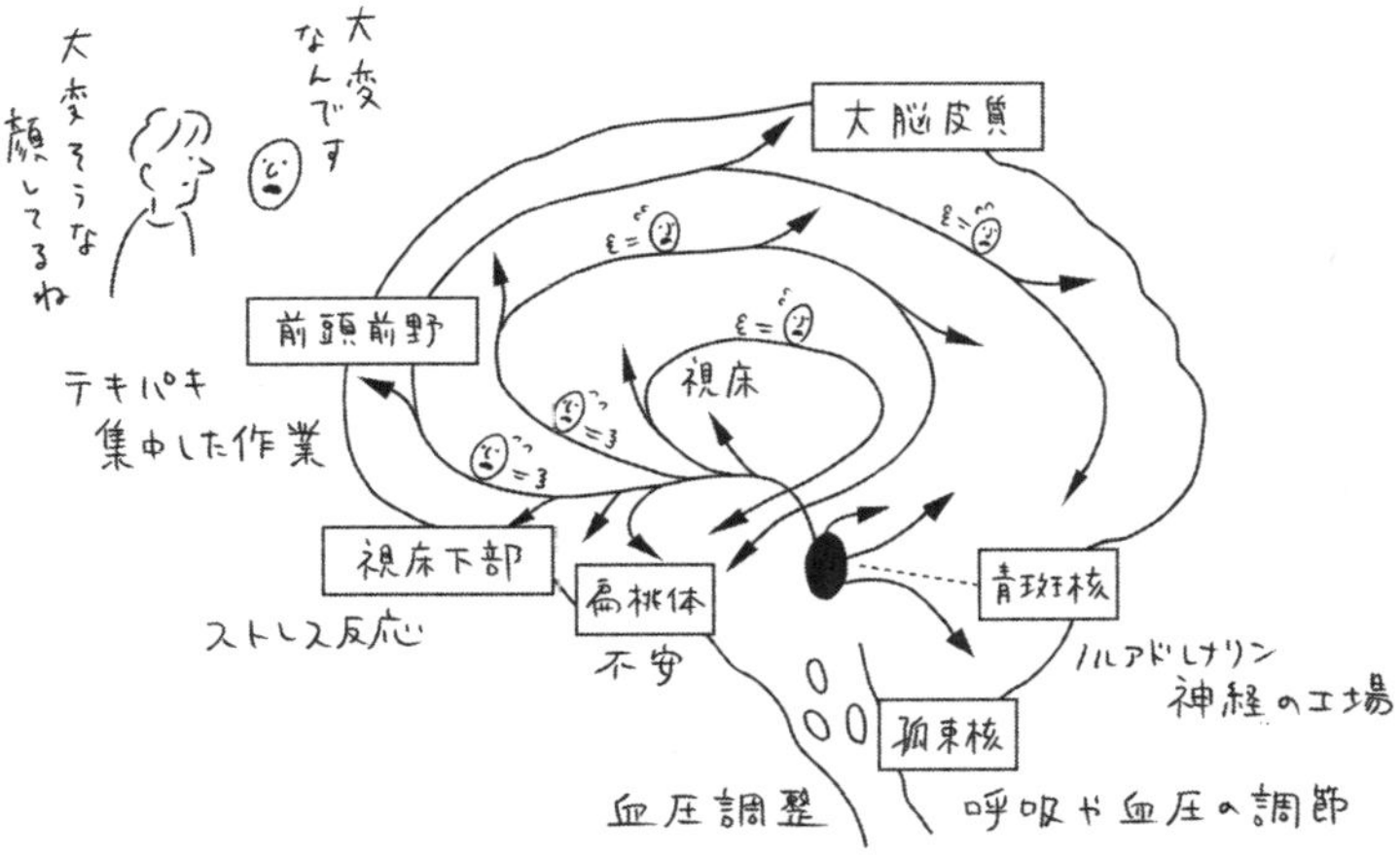

せられます。

①大脳皮質↓覚醒レベルを上げ、注意の状態にする

②前頭前野↓テキパキ集中して作業できるようにする

③心の領域↓緊張や不安な気分を生み出す

④表情↓緊張・怒り・恐怖などに変貌させる

⑤交感神経↓血圧、呼吸、代謝を上げ、すぐに動ける身体に整える

動物が敵対動物と対面した時の状況を想像するとわかりやすいでしょう。

「闘争か逃走か」と表現される反応が現れます。
目をカッと見開き、注意の状態になり、威嚇の表情、唸り声、攻撃の体勢になります。これは闘争の反応です。闘争で勝ち目がないと判断すれば、逃走に切り替わります。いずれにしても、生命の危機に正しく、即座に対応できるよう、ノルアドレナリン神経が全身に警報を発します。
人なら、試合で対戦相手と向き合った時などが好例でしょう。ノルアドレナリン神経が一気に興奮し、緊張した表情になり、心臓が高まり、注意の集中などが現れます。

そのほか、生命に直接関わるほどの危機でなくとも、聴衆の前でプレゼンをする、人前で歌を歌う、入試で面接を受けるなどの状況、すなわち**緊張するようなストレスがかかる場面で、ノルアドレナリン神経の活動は高まります。**

これらはいわば「短期決戦」の反応です。**長期間ノルアドレナリンが分泌され続けることは、通常では起こりません。**

ノルアドレナリン神経が興奮しすぎると危機を招く

人前でプレゼンをする時に、頭が真っ白になったとか、試合会場で相手と対面したら、身体が硬くなって思うようにパフォーマンスができなかったなど、緊張がマイナスに作用する場合がよくあります。これは、ノルアドレナリン神経の特性に基づくものです。

ノルアドレナリン神経が正常に作動するには、適度な興奮状態が求められます。過度にノルアドレナリン神経が興奮すると、頭が真っ白になったり身体が硬くなったりして、好ましいパフォーマンスができなくなります。

緊張し過ぎないために

そのために、本番前にさまざまな準備と工夫を行います。

第一に、事前の準備を入念に行って、心身を覚醒させます。そのうえで、リラックスした状態を保つようにします。馴染みの曲を本番前に聞くなども良いでしょう。

過度な緊張をコントロールするうえでも、呼吸法が役立ちます。

本番の直前に呼吸法をし、脳内にセロトニンを増やしておくと、ノルアドレナリン神経の過興奮を抑えてくれます。**ノルアドレナリン神経も、ドーパミン神経と同様に、セロトニン受容体を備えていて、セロトニン神経から抑制性の信号を受けるしくみになっている**からです。

アスリートには、大切な試合の直前に丹田呼吸法をして、試合に臨む人たちも多くいます。イチローのほかにも、大リーグで活躍した長谷川《はせがわ》滋利《しげとし》投手もやっていたと語っていました。高校野球でも取り入れているところが多数あります。

ノルアドレナリンを暴走させる不快な記憶

・不快な記憶はノルアドレナリンを刺激し続ける
・ノルアドレナリン神経が暴走すると、強迫性障害やパニック障害を引き起こす
・セロトニンを活性化し、脳内物質のバランスをとり、「無心」の心を手に入れよう

ノルアドレナリンによる危機管理システムが誤作動を起こすと、大して危機的な状況ではないのに、やたら警報を発するようになります。すなわち、パニック障害や強迫性障害などを引き起こします。これはいわばノルアドレナリンの暴走状態です。

ノルアドレナリンが暴走する原因はなんでしょうか?

実は、体内外の不快な刺激のほかに、過去のトラウマ的な不快な記憶もノルアドレ

ナリンを分泌させます。例えば、悲惨な戦争体験、事故や災害の危機的記憶などです。仏教では、人間の心に影響を与える因子として、「眼《げん》耳《に》鼻《び》舌《ぜっ》身《しん》意《い》」が知られています。「五感」プラス「意」です。「意」とは、外部ではなく脳の中から現れる刺激のことです。それを生み出す「元」になっているのが、過去のトラウマ的な記憶で、これがノルアドレナリン神経を刺激するのです。

不快な記憶を思い出すたびノルアドレナリンは刺激される

問題は、**外部からの不快な情動刺激は一時的であるのに対し、トラウマ記憶は繰り返すもの**だということです。繰り返し思い出されてしまう不快な記憶が、ノルアドレナリン神経を絶えず刺激し続けてしまうのです。

これは大変に悩ましいストレスです。ノルアドレナリン神経は本来、脳内危機管理センターとして、一時の緊急事態に対処するために備わったものです。即座に対応し、危機を脱するために用意されている脳の機能です。

絶えず、危機管理センターが警報を発しているという異常状態が続くと、やがて、機能不全に陥ります。ホットな覚醒状態が絶えず続きますから、不眠になり、朝から疲れた状態で、気分も落ち着かず、強い不安を覚えてしまいます。集中した作業もできなくなり、心身ともに疲弊してしまいます。

こうしてノルアドレナリン神経が暴走状態になると、強迫性障害やパニック障害になります。電車に乗れなくなり、人混みにいられなくなります。絶えず手を洗い、物が触れなくなります（潔癖症）。鍵のチェックを繰り返すという症状もあります。突然、過呼吸に襲われたりすることもあります。

電車に乗ったり人混みにいたりするだけで、パニック状態になるのは、ノルアドレナリン神経が暴走し、機能不全に陥っている状態です。

猫が悩まないのはなぜ？

板橋興宗禅師《いたばしこうしゅうぜんじ》による『猫は悩まない』（時鐘舎）という本があります。悩める現代人に、仏教的な真理を説いているものですが、この内容は脳科学的には次のように読み解けます。

猫にもノルアドレナリン神経は備わっており、危機対応の役割を果たしています。しかし、猫には言葉や思考能力が欠如しているので、不快な記憶がノルアドレナリン神経を興奮させ続けるということはありません。だから、過去のトラウマに悩まされず、「今、ここ」の生活を享受して暮らせるのです。日々、のんびりと日向ぼっこを楽しめるのです。

しかし大脳皮質が発達した人間は、言葉を操り、論理的に思考し、膨大な記憶を蓄える能力を備えました。過去の不快な情動記憶も蓄えてしまうため、ノルアドレナリン神経が絶えず刺激され、機能不全に陥ってしまうのです。この能力があるが故に、人間は悩みます。

親子関係のトラウマが一番の悩み

私は東京・御徒町駅前にセロトニン道場を開設して、心を病んだ人々に、薬を使わないセロトニン活性を通じたリハビリ指導を行っています。ここに相談に来られる人の中には、強迫性障害やパニック障害の方々が多くいます。

その背景として、親子関係おけるトラウマを抱えているケースが少なくありません。なぜでしょうか?

人間は、濃密なふれあいの中で育てられます。その過程で、子どもたちは、親から愛されたい、褒められたい、認められたいという欲求を抱きます。子ども時代は、オキシトシンもドーパミンもたっぷり分泌される生活を求めるのが自然です。

ところが、その欲求が満たされないと、不快情動が発生して、ノルアドレナリン神経が過度に活動し、機能不全に陥ります。

たとえ、虐待などの直接の危害は加えられていなくてもです。大脳皮質が発達したことで、他者と比較して考えてしまうなど、苦悩してしまうのです。この不快な感覚を繰り返し体験するうちに、ノルアドレナリン神経が暴走してしまうのです。

幼少期の不幸なトラウマ記憶は心の葛藤となり、成人してからも、強迫症状やパニック症状などになって、人を悩ませるのです。

「攻めの養生」でノルアドレナリンの暴走を鎮める

不快な記憶は脳から消せません。言葉や理性、すなわち大脳でコントロールすることもできません。

脳科学的な解決法は、ノルアドレナリン神経の暴走を、「攻めの養生」で制御することです。ノルアドレナリン神経を制御できるのはセロトニン神経です。薬で抑えるのは一時的な対症療法であって、本質的な対策ではありません。**記憶は消せませんが、新しい記憶が徐々に積み重なると、トラウマ記憶はやがて記憶の奥底に埋もれていきます**。そうなるまで、「攻めの養生」を続け、ノルアドレナリン神経を鎮め続けること、それが、脳科学的に本質的な対策です。

セロトニンが「心の三原色」を調和する

これまで、心に関係する脳内物質について解説してきました。「赤い心」のドーパミン、「青い心」のノルアドレナリン、そしてそれらを制御するセロトニンと、ストレス中枢を鎮静化させるオキシトシンです。

これらのうち、ドーパミン、ノルアドレナリン、セロトニンの神経細胞は、進化的に最も古い脳の部位である「脳幹」にあります。私は、セロトニンを「緑の心」と名付け、これら三つの脳内物質の相互作用によって、心の彩りを説明する**「心の三原色仮説」**を提唱してきました。

それは、仏教における「貪瞋痴《どんじんち》」に対応します。最後にいまいちど、それぞれの特性をまとめてみましょう。

ドーパミンに対応するのは、「貪（むさぼり）」です。活性させるのは「快」の情動。人を意欲的・渇望状態にし、ポジティブで楽しい気分を体験させます。

しかし暴走状態になると、心が舞い上がってコントロールが効かなくなり、病むと依存症になります。

ノルアドレナリンは、「瞋（いかり）」に対応します。活性させるのは「不快」な情動。人をホットな覚醒状態にし、集中した作業ができるよう、心身の緊張や不安などを生み出します。

一方、不快な情動記憶のために暴走すると、過緊張・不安状態に陥り、強迫症状やパニック発作が起こります。

セロトニンは、「痴」、正確には「非痴」に対応します。人を平常心に導きます。活性化には太陽光・リズム運動やグルーミングが有効ですが、過剰に活性されると、疲れてしまい、心の元気がなくなります。うつ状態です。

しかし、**ちゃんとセロトニンが活性化されていると、ドーパミン神経とノルアドレナリン神経が制御されて、平常心（非貪・非瞋）が現れます。**

非貪・非瞋・非痴が求める心の状態です。三原色が全て混ざり合った状態は、色で例えると無色透明。すなわち、**「無心」**が求める心の状態です。

第6章

涙は
心の深呼吸

おでこの位置に「前頭前野」と呼ばれる脳の部位があります。これは人間だけが大きく発達しており、「人間性の脳」とも呼ばれます。

人間はほかの動物と比べると大脳皮質《だいのうひしつ》が大きく発達しており、言語を操る機能を持ちます。これは大脳皮質の前半部、「前頭葉《ぜんとうよう》」にあります。

前頭前野は、この言語中枢よりもさらに前にあります。一般に、脳は脳幹部《のうかんぶ》から上方・前方に拡大して進化してきました。前頭前野は最先端にあり、つまり進化的には「最も新しい脳部位」と言えます。

セロトニンはこの脳領域に直接影響を与えます。前頭前野はなぜ「人間性の脳」と呼ばれるのか？　セロトニンはどういう作用を与えているのか？　最後の二章で前頭前野を取り上げます。

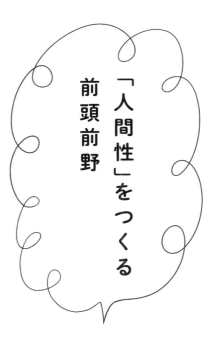

「人間性」をつくる前頭前野

・額部分にある前頭前野は人間だけが大きく発達させた脳部位
・前頭前野が損傷すると、「共感」の機能が損なわれ、ノンバーバルコミュニケーションができなくなる

人間だけ大きく発達した前頭前野は、最近までその機能についてほとんどわかっていませんでした。

前頭前野にはどんな機能があるのでしょうか？　まずは、この部位が破壊されたことで人格が変わってしまったという、脳科学で有名な症例をご紹介しましょう。

前頭前野を失った男性はどうなったか？

1848年、米国で鉄道作業員の男性、ゲージ氏が事故に遭い、鉄の棒が前頭部を貫通してしまいました。

幸い一命を取り留め、退院もできましたが、彼の前頭前野は完全に破壊されていました。

医学では特定の状況下で、どのような症状が新たに出たかによって、その脳部位の働きを推測します。前頭前野を失ったゲージ氏にはどんな症状が出たでしょうか？

退院後のゲージ氏は、言葉を話すこともでき、歩行や運動機能も正常、記憶も問題がなく、もちろん、寝ることも食べることにも障害がありませんでした。一見、何の問題もないように見えたのです。しかし、再会した知人・同僚からは「昔の彼ではない」と言われるほど、人格が変わってしまったのでした。意欲をなくし、集中した作業ができなくなり、**人の気持ちが読めなくなってしまった**そうです。

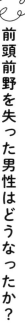

ゲージ氏に起きた変化は、次のように説明できます。

ドーパミンを受けて意欲を生み出す部位は、彼が失った前頭前野にあります。ゲージ氏の意欲がなくなったという症状は納得です。

テキパキと集中して作業をこなす能力も前頭前野が司っていますから、それができなくなったというのも理解できます。これはノルアドレナリンによるものです。

彼の言語や運動機能に問題が起きなかったというのも頷けます。言語中枢や運動中枢は前頭前野より後ろにあるため、破壊を免れたのです。

となると、ここで「人の気持ちが理解できなくなった」というのは、不思議な話ではないでしょうか？　私たち人間は通常、言葉でコミュニケーションをし、人の心を理解します。「バーバル・コミュニケーション」と呼ばれるものです。

言語機能には異常がなかったゲージ氏が「人の気持ちが理解できなくなった」とは、どういうことでしょう？

共感と直観を司る脳部位

例えば「あの人はあんなことを言っていても、本心は違う」というように、人は直観的に他者の心に気づくことができます。表情、目つき、ちょっとした仕草、声のトーンなどから相手の心を読み取る「ノンバーバル・コミュニケーション」という能力です。

わかりやすい例は、アニメや漫画です。登場人物が声を発していなくても、その人の心や意図を読み取ることができます。最近は、SNSでのコミュニケーションで、絵文字やスタンプが気分や感情を伝えるのに用いられますが、それもノンバーバル・コミュニケーションの一つです。言葉の代わりに、モチーフが人の心を伝達するのです。

前頭前野は、こうした**言外の情報から感覚的に人の心を理解する共感と直観の機能**を担っています［図21］。この能力が欠けている状態は、俗に「空気が読めない」と言われます。ゲージ氏が失ったのは、この能力でした。

図21　前頭前野の役割

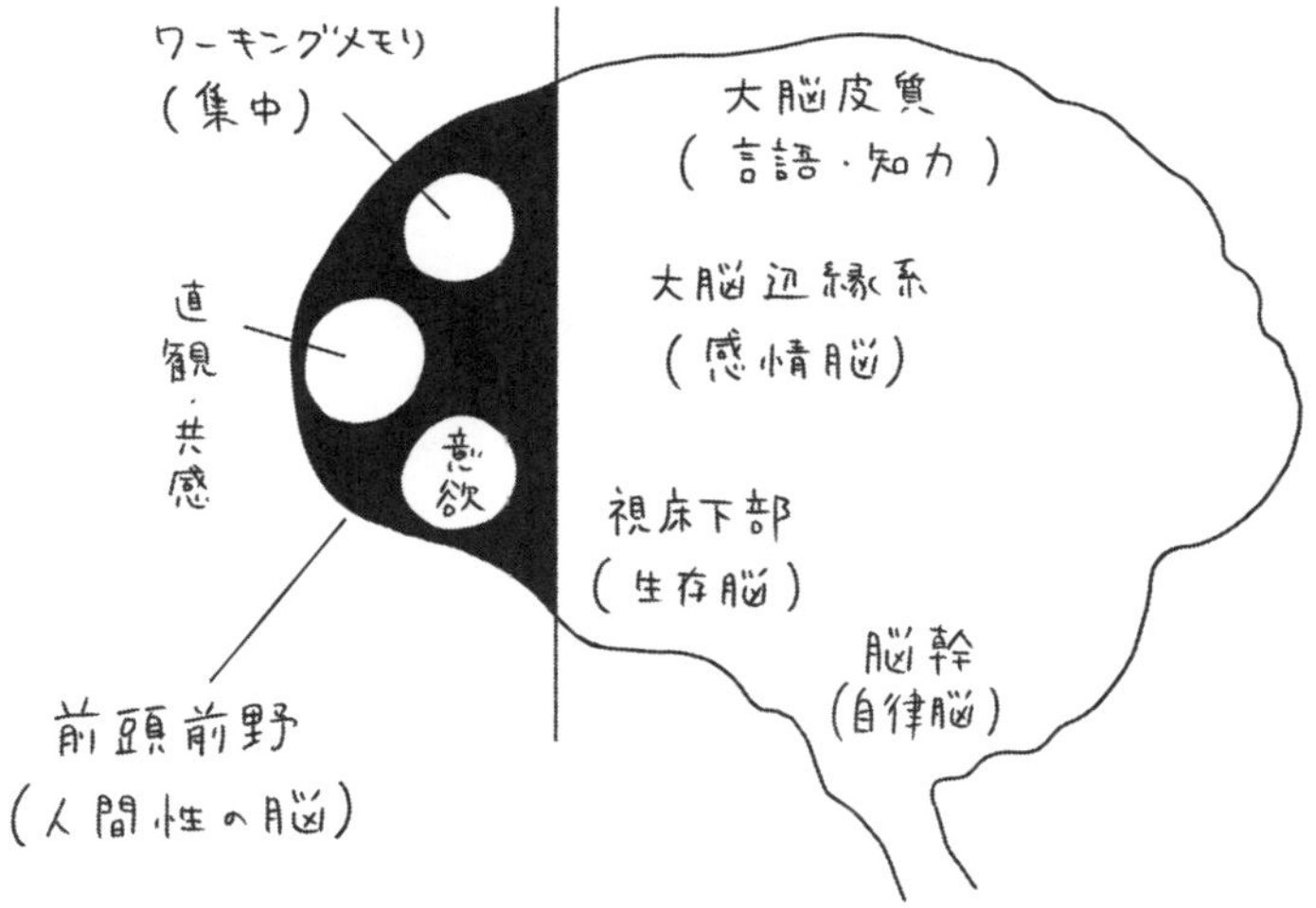
ワーキングメモリ
（集中）
直観・共感
意欲
前頭前野
（人間性の脳）
大脳皮質
（言語・知力）
大脳辺縁系
（感情脳）
視床下部
（生存脳）
脳幹
（自律脳）

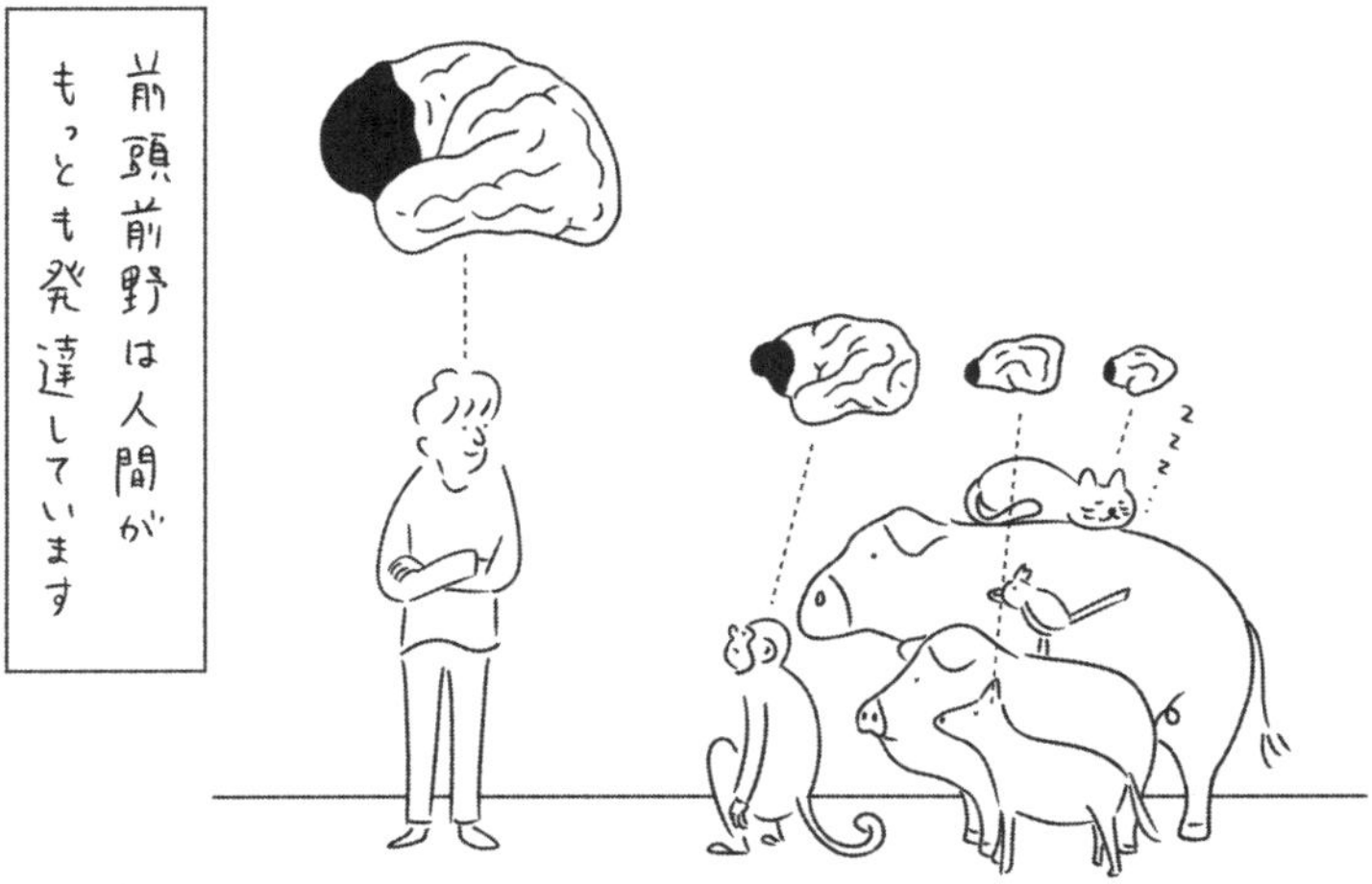
前頭前野は人間がもっとも発達しています

前頭前野は涙でも活性化する

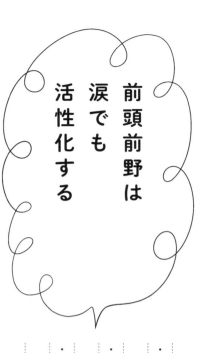

・前頭前野の先端部が活性化するのは、
感動して涙を流す直前と、呼吸法の最中

・動物の涙にはさまざまな目的があるが、
感動して泣くのは人間だけ

・前頭前野の先端は、共感によって活性化する。
それが涙の引き金となる

前頭前野の先端部は、古代インドのヨガで、「チャクラ（第三の眼）」と呼ばれる部位です。額に印を付けているインドの方を見たことがあるのではないでしょうか。

私たちは研究の中で、この部位が特に活性化する状況を二つ発見しました。

一つは**感動して涙を流す直前**。もう一つは、**呼吸法を行っている最中**です。

この涙を流す時の状態から、前頭前野の働きをより詳しく探ってみましょう。

感動して涙を流すのは人間だけ

そもそも、涙には三種類あります。

①基礎分泌の涙……眼を持つ生き物は、角膜や結膜を乾燥から防ぐため、いわゆるドライアイを防ぐために涙を流します

②角膜保護の涙……目にゴミが入った時や、玉ねぎを切っている最中に流す、防御反射の涙です

③感動の涙……生理的な涙とは別。人間がドラマや音楽（歌）などで感動した時に流す涙です

感動した時の涙のことを、ここでは「情動の涙」と呼びましょう。

「情動の涙」は、人間だけが流すことが明らかになっています。

例えば、猫や犬などのペットがテレビ画面を見ながら感動して涙を流しているのを見た人はいないはずです。

1970年代に涙の科学研究をしていたフレイ博士が、北米の動物園園長にアンケート調査をし、動物たちが「情動の涙」を流す場面に遭遇したら、映像などで伝えてほしい、と依頼したそうです。しかしどこからもそうしたデータは送られて来なかった、と著書で記しています。

子どもの涙は自分のストレスを伝えるため

人間だけが「情動の涙」を流すと言っても、大人と幼い子どもが泣く意図は大きく異なります。

赤ん坊の泣く状況は、ほぼパターンが決まっています。

お腹が空いた、オムツが濡れた、どこかが痛いなど、**自分のストレスを周りの親たちに伝えるため**に泣きます。言葉が喋れませんから、泣いて周囲に注意を喚起させるのです。

赤ん坊の泣く場面を思い描いて下さい。顔はくちゃくちゃになり、声は裏返り、目から水が溢れるでしょう。それはトンデモナイ状態ですから、周囲の大人はビックリし、原因をいろいろと考えてくれて、適切な対応を施してくれます。

この時に働く神経は、脳内危機管理センターである**ノルアドレナリン神経**です。これは、「情動の涙」の原始的な形態と考えられます。

大人の涙はストレスの鎮静と共感

しかし、成長するうちに、言葉で意志を伝達するよう指導され、泣くことは少なくなります。思春期以降泣くのは、別れの時や自我が傷ついた時など、メンタルストレスを受けた時でしょう。

しかしこの場合、自分のストレスを周囲に伝達することが目的ではありません。泣くことでストレスが鎮静化される、生体反応として働いていると考えられます。

成人すると、なかなか泣くことができません。特に男性は、どんな場面でも泣かないことが美徳とされてきました。人前で悔し涙などを流せば、自己の弱さをさらけ出す行為として、社会人として不適切だとされます。ゆえに大人が泣くことができるのは感動した時くらいでしょう。

これは例えば、オリンピックで自国のアスリートが金メダルを取った瞬間、ドラマを見ていて思わずウルッときた時、結婚式で新郎・新婦が親にお礼の挨拶をする場面など、他者の言葉や行為に、思わず涙が溢れてしまうような状況です。これは、幼い子どもとは決定的に違う涙です。

「共感」が涙のトリガー

人間はなぜこのような「情動の涙」を流すのか？　私たちはそれを脳科学で解き明かす研究を行ってきました。

私たちは、光トポグラフィという機械で、人が涙を流すときの脳の状態を観察しました。光トポグラフィは脳内局所の血流変化を連続でモニターできるものです。この実験では、被験者に過去に泣いたことのあるビデオ映像を選んで見てもらい、チャクラを中心に、額の5箇所で血流の変化を測定しました［図22］。

すると、泣ける映像を見ている最中に、驚くべき現象が現れました。涙が溢れ出る少し前に、必ず前頭前野のチャクラの部分の血流が急激に増加するのです。私たち測定者は、被験者がこれから涙を流すことを確実に予測できます。

さまざまな研究の結果、**前頭前野の先端は、「共感」によって活性化する**ことが明らかになりました。この部位を**「共感脳」**と呼びます。

映像に登場する人物の情動的な体験を疑似体験して共感すると、共感脳が激しく興奮します。それが引き金となり、脳内に「泣け」という信号が発せられるのです。人は「共感」で泣くのです。

［図22］“泣ける”映像を見ている時の前頭前野の血流の変化
（光トポグラフィ解析）

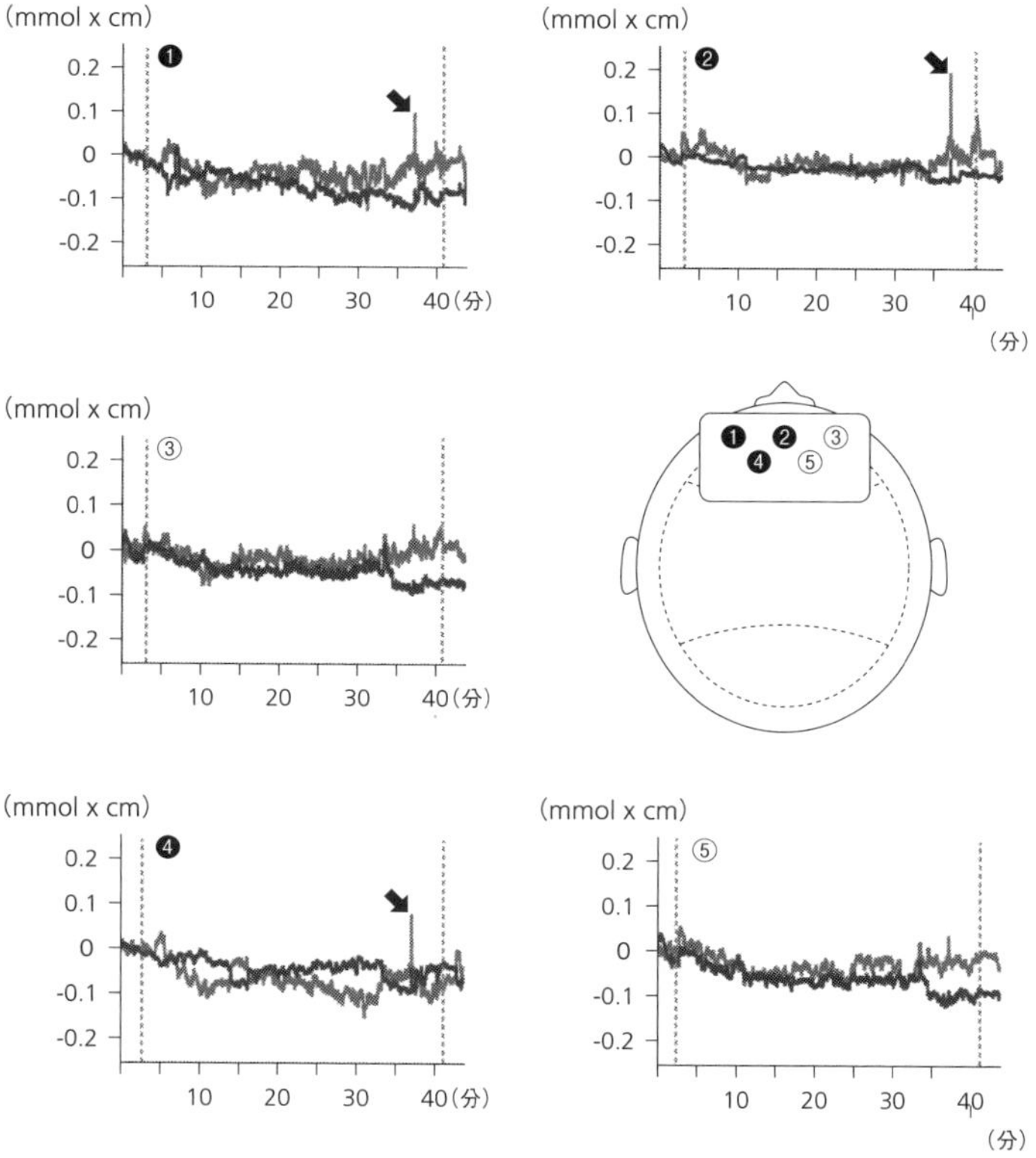

酸素化ヘモグロビン（oxyHb）
脱酸素化ヘモグロビン（deoxyHb）

前頭前野のチャクラの位置（❶・❷・❹の矢印箇所）で、ある瞬間に急激に血流が増加しているのがわかる。このあとは、必ず涙が溢れ出す。

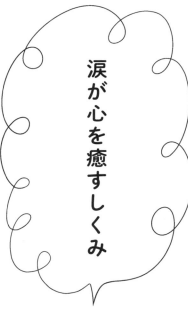

涙が心を癒すしくみ

・涙が出ると、交感神経の代わりに副交感神経が活動し始める
・泣くとストレスホルモンが低下する
・涙をストレス解消に積極的に活用することで、日々を元気に過ごすことができる

泣くと副交感神経に切り替わる

共感脳から発せられた「泣け」という信号は、脳のいろいろな神経に伝えられます。

泣き顔をつくり出す顔面神経、泣き声を発する喉頭筋《こうとうきん》を支配する神経、そして、涙を大量につくる指令を出す副交感神経です。

一般に、自律神経はあらゆる臓器や器官に分布して、身体の調節を担っています。夜寝ている時は副交感神経が働き、昼間覚醒している時は交感神経が働きます。映像を見ている時は起きている時ですから、交感神経が働いているはずです。しかし、**涙が溢れ始めると、それが一転して副交感神経が興奮する**のです。

顔面に分布する副交感神経は、目の横にある涙腺に直接働きかけて、涙を大量に合成します。涙の材料は血液ですから、指令が続くかぎり涙は流れます。指令が一瞬で止めば、一粒の涙で終わる場合もあります。

副交感神経は、涙を大量に合成分泌させるだけではなく、心臓に対しては心拍数を減らすように作用します。泣いた後には、空腹感や睡魔に襲われる人がいますが、それも、副交感神経に切り替わった証拠の一つです。なお、覚醒している状況でさまざまなストレスが加わると、さらに交感神経の活動が高まり、血圧が上がり、心拍数が増加します。

つまり、**「情動の涙」が流れている時には、脳はストレス状態から癒しの状態に切り替わる。人は、泣くことで癒されるようできている**のです。

ストレスホルモン・コルチゾールも減少

泣ける映像を見た後に心理テストで気分変化を調べると、心の混乱や疲労が解消され、緊張・不安も軽減することが確認されました。

私たちは、泣いた後の気分変化について、メディプラス研究所の協力を受けてアンケート調査（20歳以上の日本人：男性690人、女性1169人）も実施しました。

その結果、泣いた後は、男女とも「スッキリした」と感じる人が一番多く、女性では60％、男性では40％を占めました。

次いで、「心の緊張が取れた」と感じる人が多くいました。すなわち、「情動の涙」を流すと、ストレスが解消され、緊張が緩和することが統計学的に証明されました。

さらに、**泣いた後のストレスホルモン・コルチゾールを測定してみると、低下する**というデータも得られています。

アンケートの中で、「泣くことはストレス解消になるか」と質問したところ、女性では52％が「イエス」と回答しました。泣いて涙を流すと、半分以上の女性がスッキリとした気分を味わい、ストレス解消の効果を実感しているようです。

また、アンケートでは、「情動の涙」の原因になるものは、男女とも「別れ」がトップでした。病や死による別れ、運命や世の中の掟による別れ、戦争や事故による別れ、卒業や引退など、さまざまな別れの状況で、人は涙を流します。歌謡曲などの歌詞でも、別れと涙は永遠のテーマ。人間の心の琴線を揺り動かす最も強力な魔法は、「別れ」かもしれません。

人は別れをはじめ、心から共感した時は泣きます。**心の琴線を揺り動かすことでストレスを解消し、スッキリした気分で暮らせるよう、私たち人間の脳はできています。**それなのに、全く泣かないで我慢することは、本当に美徳なのでしょうか。

映画、演劇、歌などで、別れをはじめとする情動的な体験を共感によって疑似体験することで、涙を積極活用しながら日々の生活を元気に過ごしたいものです。

男の涙と女の嘘泣き

蛇足ですが、アンケート調査で気になるデータを一つご紹介しましょう。質問項目は「男が涙を流す行為を見て、どう思いますか」というものです。

女性は、全年齢層で平均56％が、「人間性豊か」と好意的な評価を下しました。「精神的に弱い」（18％）「女々しい」（20％）と否定的に思う女性は少なかったのです。男性自身による評価もほぼ同様で、約半数の男性が「人間性豊か」と回答していました。「女の嘘泣き」について質問したところ、男性の評価は、「したたか」（52％）、「ずるい」（49％）、「困惑する」（43％）の順で高く、「かわいい」という評価は14％しかありませんでした。女性自身からも嘘泣きは厳しい評価で、「したたか」、「許せない」、「ずるい」が半数以上を占めました。

大人の涙は素直にストレス解消に活用すべし、と結論できるでしょう。

不眠の時代は「涙活《るいかつ》」が癒しの切り札

現代は不眠の時代と言われ、5人に1人が不眠の問題を抱えているとも言われます。人間は、睡眠で疲労を解消し、心身を回復させます。眠れないと、やがて心身が病んでしまいます。

不眠の原因は、現代のIT社会の落とし穴にあることを、自前の睡眠剤であるメラトニンの特性について解説しながら警告してきました。

私は6年前から、実業家の寺井《てらい》広樹《ひろき》氏が主催する「涙活」というイベントに協力してきています。大人が一室に集まり、泣ける映画を見たり話を聞いたりして、共感の涙を流して、日常生活のストレスを解消させる文化活動です。

IT社会を元気に過ごすための最後の切り札は、この「涙活」です。昼間に1~2時間、「情動の涙」を流す時間をあえて設けて、脳をリセットするのです。夜ではなく昼間（黄昏時）に設けることで、よく眠れるようになります。

これまで解説してきたように、**人間だけが共感して「情動の涙」を流すようにできています。その理由は、人間だけが大脳皮質を大きく発達させ、言葉を操り、抽象的・論理的に思考する頭脳を備えたから**です。

IT社会は、大脳を酷使しすぎます。そのため睡眠が取れず、休めなくなってしまいました。共感による「情動の涙」は、その安全弁として備わっています。それを有効活用して、脳の健全な働きを管理しつつ、現代生活をエンジョイしたいものです。

COLUMN

涙は一粒でもストレス解消効果はありますか？

たった一滴でも、涙が溢れる脳の状態に切り替わればOKです。一番重要なのは、ストレスの交感神経の状態から、癒しの副交感神経の状態に脳が切り替わることです。泣きそうでも、涙が出ないと自律神経の切り替わりが起こらないので、ストレス状態が続いてしまいます。涙を無理に我慢すると、ストレスを抱えたままになってしまうのです。

では、涙の効果がどのくらい続くかは、脳科学データで正確に答えることは難しいです。しかし、裏返せば、「あなたは月に何回涙を流して泣きますか」という質問に相当します。アンケートでは、女性の55％が月に1〜3回（1回：33％、2回：14％、3回：8％）泣いているという結果が得られています。月に1回も泣かない人は平均27％となっています。

注目されたのは、月に5回以上泣くという女性が12〜16％いることです。毎週のように泣く女性が年齢問わず1〜2割いることになります。「週末号泣」という言葉がありますが、週末に一週間のストレスを洗い流す程度がちょうど良いのかもしれません。

第7章

ひらめきと
イノベーション
を生む
セロトニン活性

現代の生活に欠かせないパソコンやスマホ。

最後に、iPhoneを開発し、現代のIT社会を築き上げた天才、スティーブ・ジョブズを脳科学します。

ジョブズが、iPhoneというとんでもない道具を発明した背景には、長年の座禅瞑想があったと考えられます。それにより、「直観脳」が絶えず活性化され、インスピレーションの高い状態を維持していたと思われます。

ジョブズのみならず、偉業をなしとげる人々の中には、呼吸法をはじめとするセロトニン活性を行う人が少なくありません。さまざまな偉業の背景にある、創造を促す「直観」について紹介しましょう。

呼吸法が偉業を生む!?

- 呼吸法をすると直観に関わる脳部位の血流が増加し、活性化する
- セロトニンが活性化すると、大脳の働きが抑えられ、「直観脳」が活性化する
- 知力の土台の上に、直観を働かせることで新しい発見や創造が生まれる

さまざまな研究から、涙は人間の共感、座禅は人間の直観・ひらめきに関係していることがわかってきました。なお、共感も直観も、無意識に働く脳機能ですが、本能や自律機能ではありません。人生経験をベースにした高次脳機能です。

直観はしばしば、「動物的な勘」とも表現されますが、動物には存在しない、人間特有の働きで、おそらく言語機能の上位にランクされる機能です。

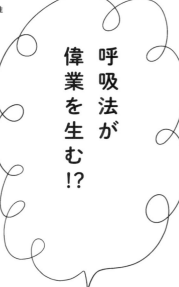

ジョブズと座禅修行

そもそもジョブズが座禅を始めたきっかけは、心の葛藤を癒すためであったと、伝記に記されています。ジョブズが19歳の時、親しい友人に、自分が養子に出されたこと、また、生みの親を知らないことが心の痛みになっていると漏らしたそうです。自分が捨てられたことに深い憤りを覚えている、とも。その心の葛藤を癒すために、さまざまな療法を試み、最後まで実践したのが、座禅瞑想でした。

ジョブズは伝記の中で、次のように述べています。「……あの時から、僕は禅に大きな影響を受けることになった。日本の永平寺に行こうと考えたこともあるけれど、こちらにとどまれと導師に言われてやめた」（『スティーブ・ジョブズ』講談社）。その導師とは、サンフランシスコ禅センターの鈴木《すずき》俊隆《しゅんりゅう》老師《ろうし》です。

その後、ジョブズは禅宗の乙川《おとがわ》弘文《こうぶん》老師《ろうし》と知り合い、長年の座禅修行を通じて、深く付き合うようになったとあります。知り合って17年後に、ジョブズは自身の結婚式を弘文老師の下で行っていますから、修行は本格的なものだったのでしょう。

彼が長年の座禅修行によって心の葛藤を克服できた理由は、本書で解説した通りです。座禅の丹田呼吸法がセロトニン神経を活性化し、脳内セロトニン分泌の増加がネガティブな気分を解消したからです。

しかし、座禅修行の効用はそれだけではありませんでした。長年の座禅修行が、彼の直観・ひらめきに関係する脳の部位を活性化したことが、時代を変える発明へとつながったと考えられます。

呼吸法は前頭前野の「直観脳」を拓く

座禅で直観やひらめきが促されるのか？　脳科学研究でわかったことを詳しく説明しましょう。

座禅の丹田呼吸法を行うと脳内のセロトニン分泌が増え、脳波に特別なα《アルファ》波が現れ、ネガティブな気分が解消されることを、第1章で解説しました。

実は、脳波を測定したこの研究では、もう一つ重要な脳内変化が認められていました。それは、チャクラの部位の脳血流が特異的に増加する現象です［図23］。

座禅の丹田呼吸法を行っている最中、前頭前野のいろいろな部位の血流を連続して測定したところ、前頭前野先端部のチャクラの位置で、徐々に血流が増え、最大の増加が認められたのです。

これは、「感動の涙」を流す直前に一時的に血流が急増した共感の部位（第6章参照）と同じ部位です。ただし、「情動の涙」の場合とは違って、ゆっくりと活性化し、呼吸法を終えると鎮静化しました。

前頭前野先端部は、セロトニン神経から直接影響を受ける回路を備えています。そのため、呼吸法で脳内のセロトニン分泌が増加するにつれて、前頭前野先端部も反応して活性化したのだと判断されます。

ちなみに、このチャクラの部分については、ヨガをやっている最中に熱くなると感じる人がいますが、それはヨガにも呼吸法の動作が含まれているためです。血流が増加したのを熱いと感じるのだと考えられます。

［図23］呼吸法中の各脳部位の血流量の変化

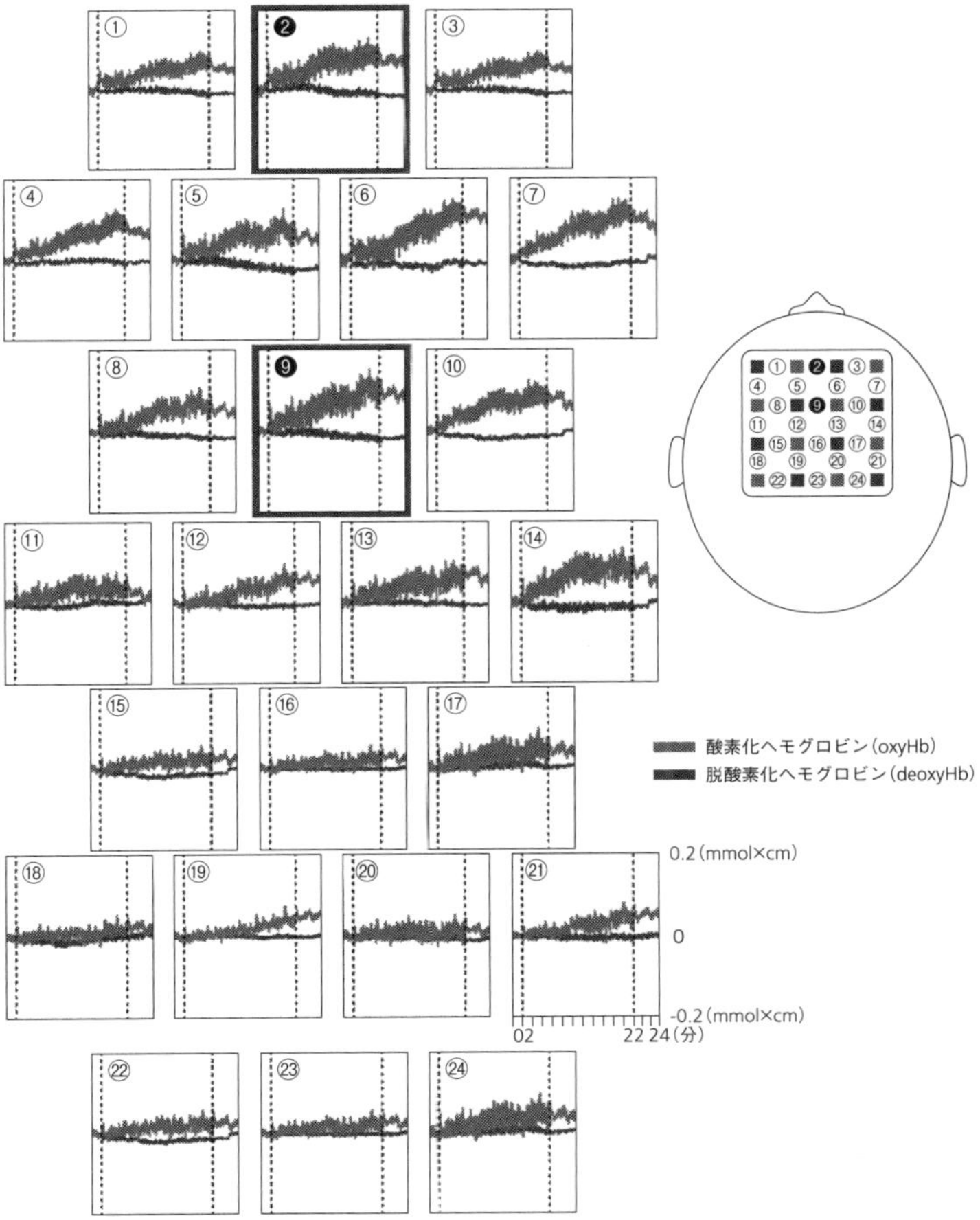

２番、９番の部位が前頭前野の先端部、直観に関わる脳部位（チャクラの位置）。血流量が最大に増加した。

「人の心が見えすぎる」

さらに実験中、この部位が活性化することと直観脳の活性化が関係あることが窺えるできごとがありました。

実験の被験者になってくれたお坊さんの中で、丹田呼吸法を終えた直後、「少し鎮まる時間を下さい」と言う人が多くいました。理由を聞くと、「人の心が見えすぎる」と言うのです。直観的に人の心を捉える能力が非常に高まった状態と思われました。

前頭前野先端部はノンバーバル・コミュニケーションの機能を司っていることが、さまざまな脳科学研究で明らかになっていますが、禅僧のみなさんは、その機能が丹田呼吸法で強く活性化された状態だと解釈されます。

直観とは、大脳による思考を抜きに、物事の判断を行うことです。禅僧のみなさんは呼吸法でその能力が先鋭化し、「直観脳」が拓かれたのだと推論されます。

直観をもたらす脳の「クールな覚醒状態」

さてここで、呼吸法が脳に与える影響を総括してみましょう。

まず、大脳に特別なα波が出現し、大脳の認知機能が低下します。大脳は言語を操り、論理的に思考する認知機能を担っていますので、それが抑えられている状態です。同時に、不安や緊張などのネガティブな気分が消えて、今をありのままに受け入れる状態になり、直観脳が活性化します。

一言で言うと、**「知力」（言語、論理、記憶など）が抑えられて、「直観」が冴えている状態**です。その状態は決してボーッとしているわけではなく、明鏡止水《めいきょうしすい》の心の状態です。**「クールな覚醒状態」**だと言えるでしょう。禅僧たちは、このような特殊な脳の状態にある様を「大愚《だいぐ》」や「非思慮《ひしりょ》」と表現します。

座禅修行を続けていたジョブズは、インド旅行から戻った際、次のように語ったそうです。

「僕にとっては、インドへ行った時より米国に戻った時のほうが、文化的ショックが大きかった。(インドの田舎にいる)人々は僕らのように知力で生きているのではなく、直感で生きている。そして彼らの直感はダントツで世界一というほどに発達している。直感はとってもパワフルなんだ。僕は、知よりもパワフルだと思う。この認識は、僕の仕事に大きな影響を与えてきた」(『合理性を超えた先にイノベーションは生まれる』クロスメディア・パブリッシング)。

直観には「知力」の土台が不可欠

「知力」と「直観」の対比については、西洋と東洋の対比にも通じます。そもそも、いわゆる文明の産物は全て、科学技術の発展によるものですが、それは、大脳による「知力」の賜物です。ところが、ジョブズは**「知力」の上に、「直観」がある**ことに気づいたのです。「知力」か「直観」か、二者択一ではなく、しっかりとした「知力」の土台の上で「直観」を働かせたところに、ジョブズの偉業があったと考えられます。

ジョブズは生前、スタンフォード大学で演説し、彼自身が学生の頃本で読み、感銘を受けたという"Stay Hungry, Stay Foolish"というメッセージを伝えました。私は、"Foolish"に込めたジョブズの思いは、「『知力』ではなく、『直観』が重要だ」ということだと解釈しています。

その「知力」は、「ハングリー精神」すなわち夢を抱いて、その実現に向けて一生懸命努力する心に支えられます。第4章で解説したドーパミンの心です。それをジョブズは必ずしも否定してはないというメッセージが、"Stay Hungry"の言葉に込められているのだと、私は解釈しています。「知力」と「直観」の両輪が、現代のＩＴ社会を築き上げてきたのです。

IT社会こそセロトニン活性

ジョブズの影響があるのかもしれません。今、ＩＴ企業のトップの人たちによって、**マインドフルネス呼吸法**が注目され、実践されています。これは、座禅の丹田呼吸法を西洋流にしたものです。

時代は、「知力」によって培われた科学の土壌の上に、イノベーションという「直観」の花を咲かせつつあります。認知機能をパソコンやスマホが代わって担いつつあるいま、直観脳を活性化する生活と社会環境が、これからのIT社会には不可欠です。**「直観」の達人になるには、セロトニン活性の生活を続けること**です。一朝一夕にできあがるものではありません。呼吸法だけでなく、ウォーキングなどさまざまなセロトニン活性の習慣を実践することが肝要でしょう。

ウォーキングで直観力を高めた偉人

第2章ですでに、ウォーキングがセロトニン活性に効果的であることは説明しましたが、ここで長年ウォーキングを続け、天才的な仕事を生み出し続けた人物を一人紹介しましょう。作曲家の**ベートーヴェン**です。脳科学で、この偉大なる作曲家の足跡を辿ってみましょう。

交響曲など多くの作品を生み出したベートーヴェンですが、心と身体を病んでいて、神経質なほどの引っ越し魔でした。ウィーン滞在中の35年間で、79回も転居したとの記録が残っています。20歳の頃から徐々に難聴になり（鉛中毒説がある）、28歳の時に悪化。兄弟に遺書を送るほど深刻な状態だったようです。

徐々に進行する難聴、その不安と恐怖は並大抵のものではなかったはずです。うつ病になり、強迫性障害の症状も発症していたと言われます。40歳で完全に聴力を失ってしまいましたが、作曲活動は56歳まで続けました。それを可能にしたのが、日々のウォーキング生活だと考えられます。

生涯にわたり、散歩を続けたベートーヴェン

ウィーンの北、ハイリゲンシュタットにはベートーヴェンが毎日のようにウオーキングした道があり、「ベートーヴェンガング（ベートーヴェンの散歩道）」と呼ばれています。木々の緑が深く、小川が流れ、鳥が鳴く小道です。ベートーヴェンは自然の中に慰めを見出し、晴れの日も、雨の日も、ウォーキングに出かけ、心を癒したとされます。引っ越しは繰り返しても、ウォーキングをやめることは決してなかったと言われます。

第2章でも解説しましたが、自然の中でのウォーキングは、セロトニン神経を活性化し、ネガティブな気分を解消する効果があります。もちろん、ベートーヴェンの時代に、このような医学情報はありませんが、彼は耳が次第に聞こえなくなる不安な毎日を送るうちに、自然の中をウォーキングすると、心が落ち着くことに偶然気づき、生涯継続したのでしょう。何十年も続けたわけですから、セロトニン神経の鍛え方は並大抵のレベルではなかったと想像されます。

この毎日のウォーキングは、ベートーヴェンの作曲活動にも、少なからず影響を与えたものと推測されます。その事実は、ウォーキング中に書き付けたという7000点以上の紙切れやメモなどから裏付けられます。

ウォーキングをしてセロトニンが活性化すると、突然ひらめきが浮かんでくる脳の状態になるわけですが、一時的な直観なので、メモにしないと消えてなくなってしまいます。それが膨大なメモとして残っていたものと考えられます。部屋に帰ったら、それを譜面に定着させる仕事に取り掛かったのでしょう。

交響曲第5番「運命」、第6番「田園」も、こうして作曲されていたのです。

生涯にわたりウォーキングを続け、次第に耳が聞こえなくなる不安と恐怖を乗り越えながら、数々の名曲を生み出してきた楽聖ベートーヴェンは、セロトニン活性の達人だったのです。

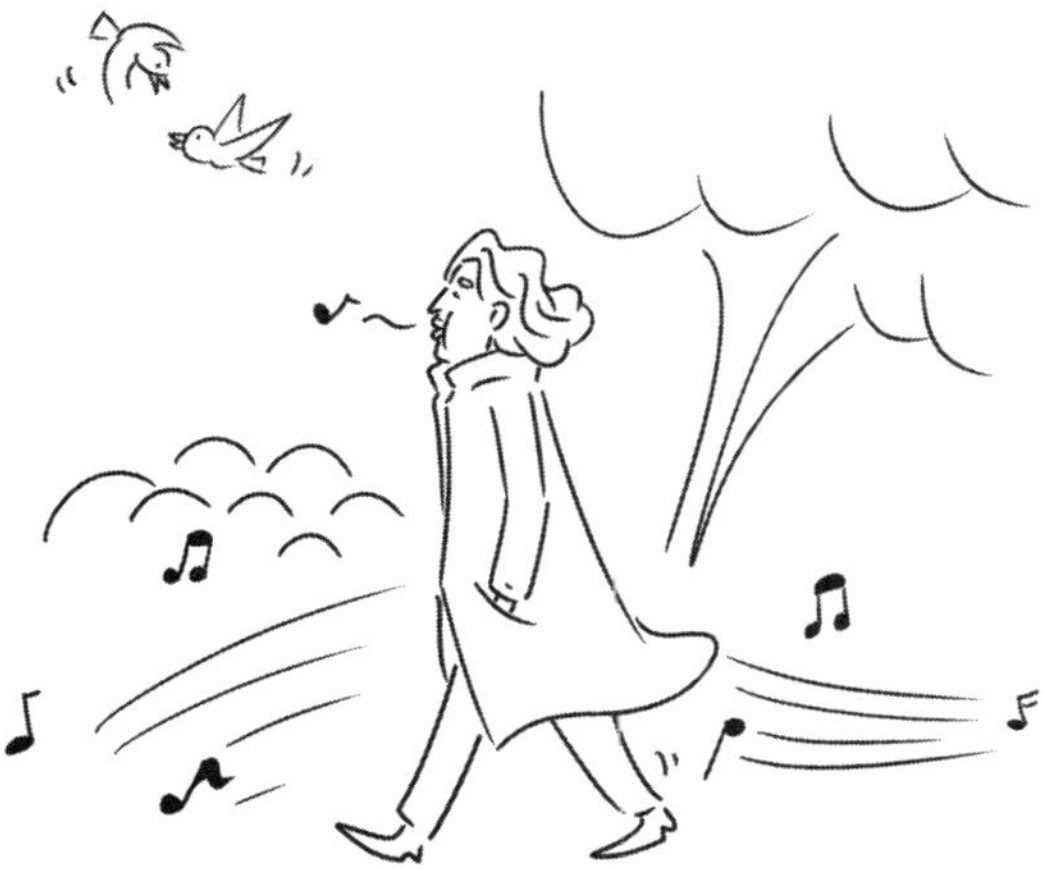

スポーツ選手の「ゾーン体験」を脳科学

・ゾーンとは、大脳皮質を鎮め、直観脳を働かせている状態
・ただし、あくまで「習熟」という蓄積の土台あってこそ
・蓄積した「知」をあえて抑えて、直観に委ねることで、新しい時代が拓かれる

「体が勝手に動く」のはなぜか？

「直観」という特殊な脳の覚醒状態は、スポーツ選手が試合中に体験する「ゾーン」にも現れます。

さまざまな選手がその状態を説明していますが、まとめると**「競技に完全に没頭し**

ていて、迷いや不安がなく、体と心が完全に一体化した感じ」で、「体が勝手に動き」、「気持ちもワクワクしている」いう状態です。選手が最高の結果を出した時には、しばしばこうした体験を口にします。

通常、試合などで集中して作業に取り組む時は、大脳を通じて認知的に情報を処理し（知力）、それに基づいて意識的に行動を選択しています。

ところが、ゾーンの時には「体が勝手に動く」状態です。この場合、大脳は介さず無意識的に情報を処理し、直観的に動作を実行します。脳が特殊な状態になります。

ただし、**「体が勝手に動く」ためには、当然のことながら、長年の練習による習熟が不可欠**です。それを担うのは、大脳皮質よりも古い脳、大脳辺縁系《だいのうへんえんけい》にある「大脳基底核《だいのうきていかく》」という部位です。

なお、大脳基底核が障害されるとパーキンソン病になり、歩行などの習熟・無意識的な運動がスムーズに行えなくなります。

ゾーンを生み出す脳システム

不安や緊張で判断に迷いがあると、大脳の認知機能「知力」が働いて、「直観」でのパフォーマンスができなくなります。

ゾーンにある時は、大脳による思考や雑念に邪魔されることなく、自分の身体がトレーニングしてきたとおりの行動を無意識・直観的に繰り出せる状態になります。

緊張を伴う場面でも平常心で「いつもどおり」のパフォーマンスができるなら、その状態になりたいものです。「ゾーン」に導く方法はあるのでしょうか?

無心・無意識的行動を司令する直観脳は、認知的運動を制御する大脳皮質の運動中枢とはつながっていません。大脳辺縁系の「島皮質《とうひしつ》」と「大脳基底核《だいのうきていかく》」につながっています。島皮質は、無意識の感覚情報処理を行い、大脳基底核は、繰り返しの学習で習熟した無意識的な行動をコントロールします。

このうち、直観脳と直接に結合しているのは島皮質です。「直観脳→島皮質→大脳基底核」という脳回路が、ゾーン体験に中心的な役割を果たしていると推測されます。

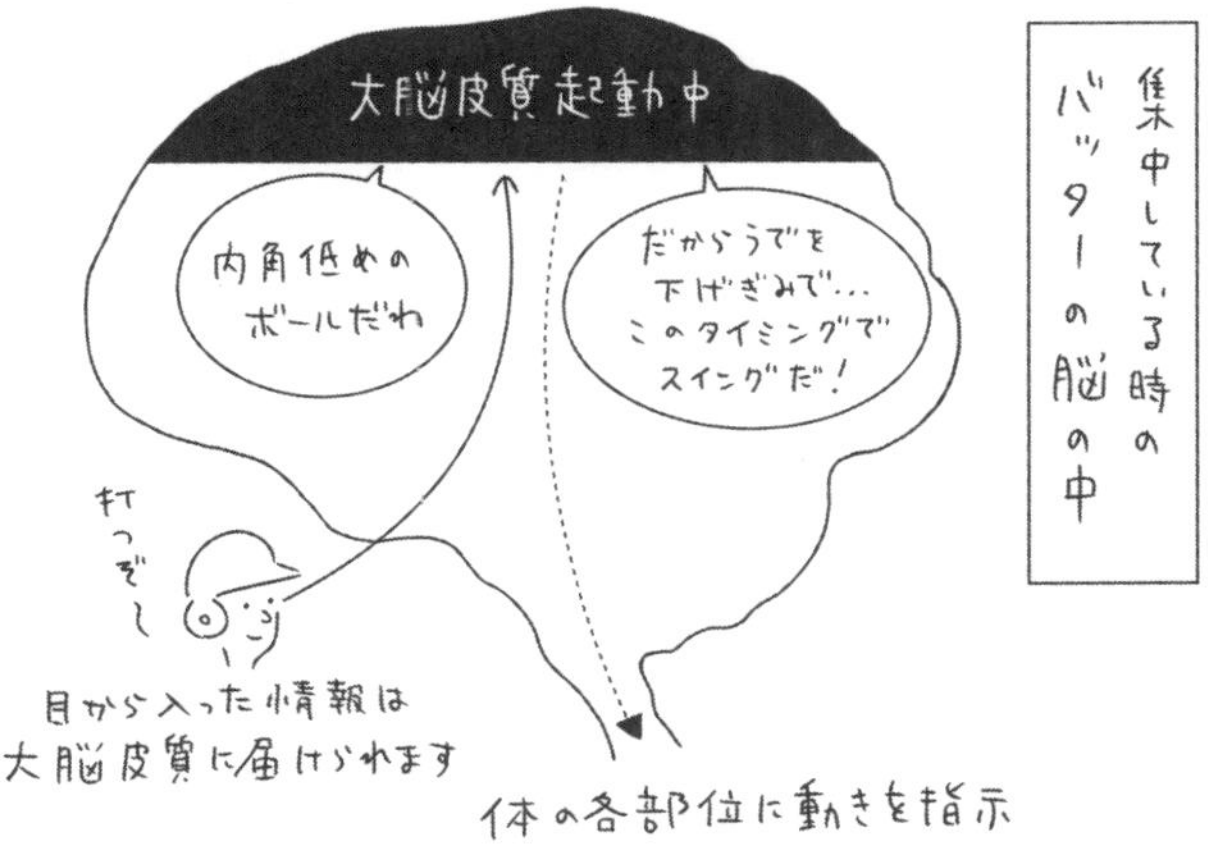
集中している時のバッターの脳の中
大脳皮質起動中
内角低めのボールだわ
だからうでを下げぎみで…このタイミングでスイングだ！
目から入った情報は大脳皮質に届けられます
体の各部位に動きを指示

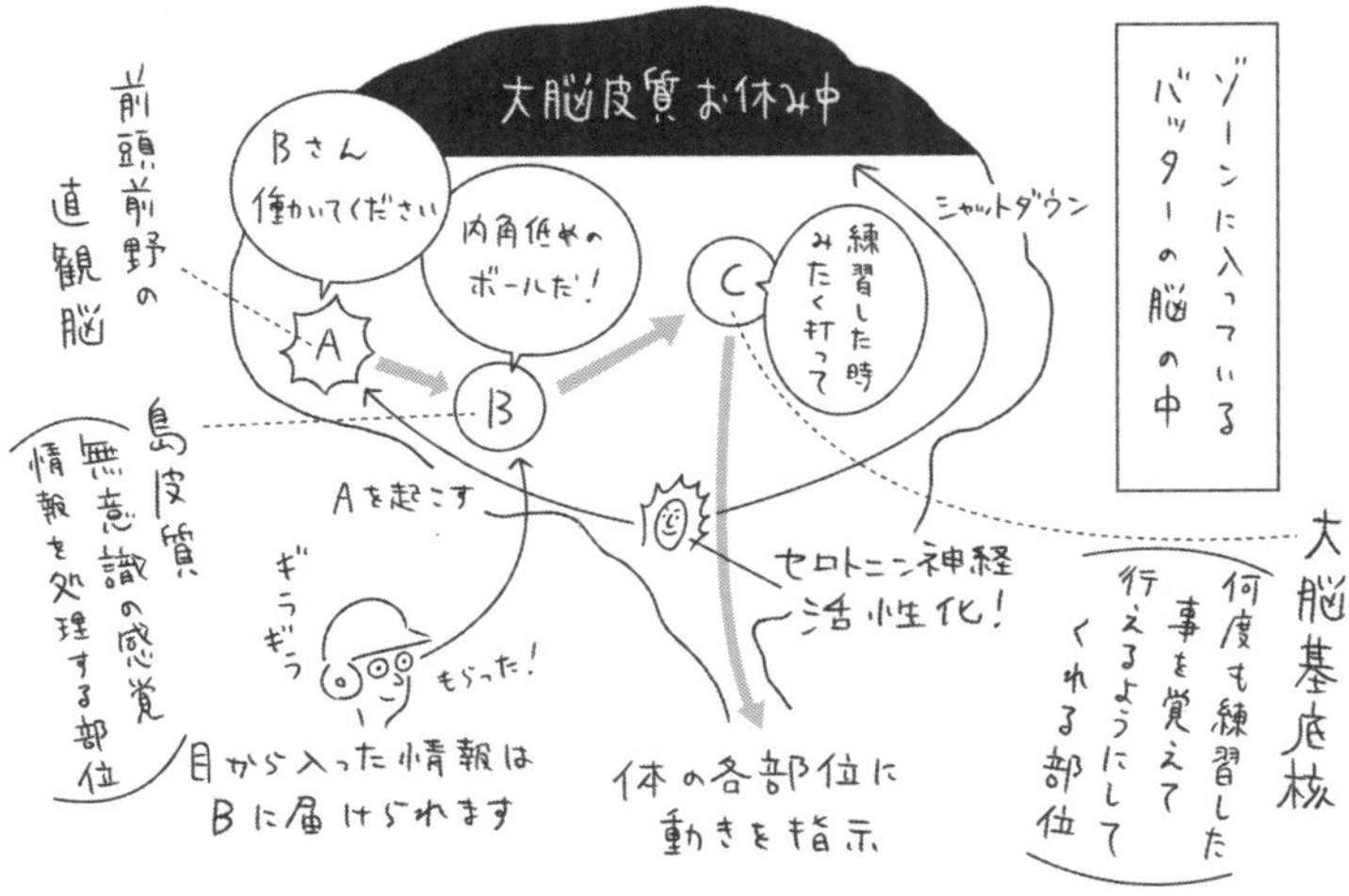
ゾーンに入っているバッターの脳の中
大脳皮質お休み中
Bさん働いてください
内角低めのボールだ！
練習した時みたく打って
シャットダウン
前頭前野の直観脳
A
B
C
島皮質
無意識の感覚情報を処理する部位
Aを起こす
ギラギラ
もらった！
セロトニン神経活性化！
大脳基底核
何度も練習した事を覚えて行えるようにしてくれる部位
目から入った情報はBに届けられます
体の各部位に動きを指示

活躍するアスリートは「ゾーン習慣」を持っている

したがって、**ゾーンの状況に導くにはしっかりセロトニンを分泌させ、直観脳を活性化させる必要があります**。つまり、座禅の丹田呼吸法やガム噛みなどの各種リズム運動がおすすめです。

活躍するアスリートは、平常心に導くための、各々のルーティンを持っていますが、いずれもセロトニン活性につながるもの。考えないための、秘訣になっているのです。イチロー選手は、試合でグラウンドに出る前には座禅瞑想を必ず行っています。ホームラン世界記録を樹立した王貞治《おうさだはる》氏も、トレーニング法として合気道を取り入れていましたが、合気道の基本は丹田呼吸法です。サッカー選手や野球の大リーガーには試合中、ガムを噛んでいる人も見かけます。

これらの行動は、セロトニン神経の働きを促進させて、止めどもなく次から次に浮かぶ大脳からの考えを鎮めて、「直観脳」を活性化させているのだと言えます。

あえて「知力」を抑えることでイノベーションが生まれる

考えてみれば、**人間だけが言語を操り、論理的に思考する脳（「知力」）を備え、文明社会を築いてきた**わけです。**しかし、その「知力」をあえて抑え、「直観」という特別な脳を働かせる機能を、人は進化のうちに一番新しい脳である先端部に備えた**わけです。

ＩＴ社会・ＡＩ時代が到来した今、パソコンやスマホが「知力」を代わりに担いつつあります。呼吸法やガム噛み、ウォーキングなどは、必ずしも人間の生命維持に必要ではありません。しかし、**無意味でもあるこれらの行動が、「直観」の脳を活性化させ、ひらめきやイノベーションを生み出す**のです。ＩＴ社会・ＡＩ時代にぜひ活用したい重要な脳機能と言えるでしょう。

SNSで使われる絵文字

現代のIT時代では、SNSがコミュニケーションの主流です。

SNSでは、文字のテキスト情報だけでなく、絵文字が添えられる場合がよくあります。絵文字があることで、微妙な感情や気分も容易に伝えられます。

この絵文字の開発者が、日本人であることをみなさんご存知でしたか？ 文字だけのやり取りは無機質で冷たいと感じた栗田《くりた》穣崇《しげたか》さんが1999年に開発し、それが今日世界中で使われるようになったのです。

絵文字を開発したのが日本人という背景には、日本には西洋とは異なる特有

COLUMN

の文化があることが考えられます。日本は、アニメや漫画の領域ではダントツで、世界で高い評価を受けています。アニメや漫画では、言葉より先に、絵というノンバーバルの情報があり、言葉はその脇に添えられるものです。いわば、「知力」よりも「直観」によるコミュニケーションが重視されている状態です。

実は、アニメや漫画に限らず、能、俳句、墨絵、茶の湯など日本文化は、西洋文化と違って、大脳の認知（知力）よりも直観に訴えかける傾向が強いのです。例えば、西洋の演劇と日本の能を比べてみると明確です。西洋の演劇では、喜怒哀楽の心を、表情豊かに雄弁に伝えます。しかし日本の能では、演者は言葉も発さず、激しい情念を能面の下に秘して、動作を極力押し殺して、観衆に訴えかけます。西洋の役者は「なすわざ」で観客に訴えかけるのですが、能では「せぬひま」すなわちノンバーバルの直観に働きかける、

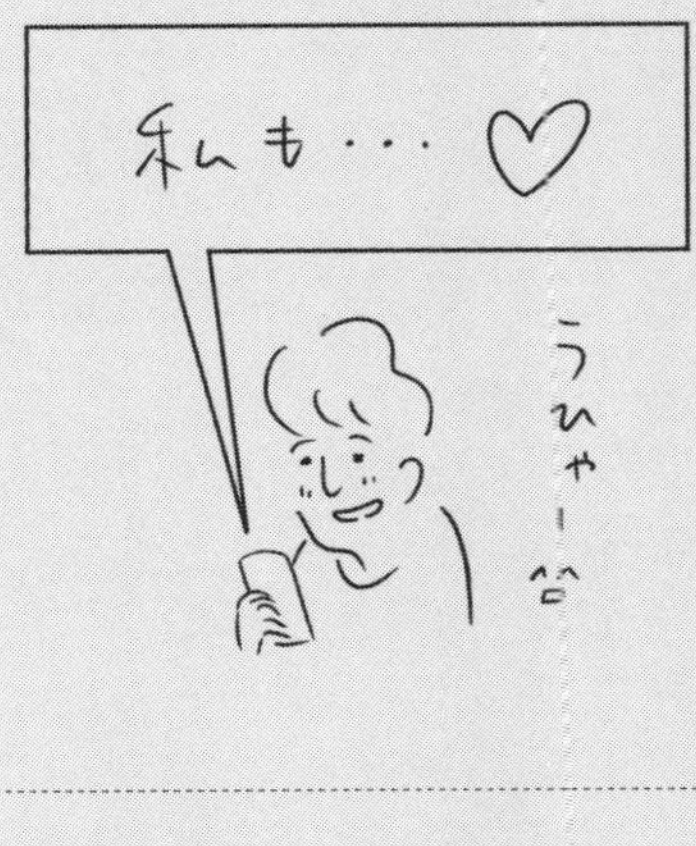

という違いがあります。聴衆の心の琴線を震わせるのに、共感・直観に働きかけるのです。

そういう社会風土の中で日本人は昔から生活してきましたが、それは、武士社会における禅的生活が背景にあると考えられます。世阿弥《ぜあみ》、松尾芭蕉《まつおばしょう》、雪舟《せっしゅう》、千利休《せんのりきゅう》などは禅僧としての生活も知られています。本書で繰り返し解説してきたように、座禅瞑想は脳内物質セロトニンを介して、直観脳を活性化します。したがって、日本人は直感脳が日常的に活性化される社会環境で生活してきており、禅僧でなくとも、知らないうちに禅的な発想を身につける環境の中で暮らしてきたといえます。それが、日本人による絵文字の開発につながっていると考えられます。

いまのＩＴ社会・ＡＩ時代は、日本人特有の感性が積極的な役割を果たせる時代なのではないでしょうか。

おわりに

本書に記したさまざまなテーマは、実は、私の医学研究の歴史そのものです。

そもそもの始まりは、医学生時代に、国家プロジェクトの超高圧潜水医学実験に研究助手として参加したことが全ての発端です。31気圧の特殊環境（ヘリウム97％の呼吸ガス）の下、過酷なストレス環境に自らを晒しつつ、世界の科学者たちと共同生活したことが、医学研究に魅せられるきっかけとなりました。

卒業して、呼吸を専門とする内科医として研修している時に、先の潜水医学実験で知己を得た教授から米国留学の誘いを受け、科学の世界に引き込まれました。帰国して、脳科学研究の世界的メッカの一つである筑波大学生理学教室で研鑽を積み、科学者として独り立ちしました。そして、本書の第1章のコラムで書いた「マルセイユのひらめき」を経て、研究テーマを「座禅の丹田呼吸法」に定めたのです。

まともな科学者は手をつけないテーマです。この研究によって、私は脳内物質「セロトニン」に出会い、30年以上付き合うことになりました。

その間、さまざまな人たちと出会いました。その度に新しいアイデアが生まれ、共同実験を通じて新しい発見をしてきました。

まずは、駒澤大学の教授を含む日本各地の著名な禅僧の方々との出会いがありました。座禅の丹田呼吸法だけではなく、読経や声明のセロトニン研究をしました。ヨガのインストラクターの方々とは、前頭前野の「チャクラ」の検証もしました。筑波大学体育系出身の若手とは、呼吸法だけでなく自転車こぎやウォーキングによるセロトニン活性を研究しましたし、首都大学東京の健康福祉学部の若者とは、太陽光とセロトニンの関連を調べました。東京医科歯科大学の歯学博士とは、咀嚼によるセロトニン活性について。米国帰りの心理療法士とはタッチセラピーとオキシトシン・セロトニンの関係を研究をしました。プロの尺八奏者、サクソフォン奏者、声楽家とは、音楽呼吸法とセロトニン活性について調べ、精神科医たちとは、自閉症やうつ病のセロトニン研究をしました。高野山大学の現教授とは涙の研究をしました。幼稚園の園長さんとは子どもの運動とセロトニン活性を、助産師で産院を開設している女性とは授乳とオキシトシンの研究を。ヤマハ音楽教室の運営者とは歌唱とセロトニン活性の研究など……書き切れないほどいろいろな出会いがあり、発見がありました。

それらの実験研究で検証されたエビデンスを基に、大学を定年退職後に、東京・御徒町駅前にセロトニン道場を開設。メンタルヘルスの実践指導も行ってきました。それだけではなく、私は脳科学関連の医学雑誌の編集委員を12年やってきましたので、世界の最前線の脳科学の動向にも目を向けてきました。

それらの活動を通じて、独自の視点で現代の脳科学を整理し、まとめる作業を行ってきました。本書は私の個人的な医学体系です。若干イビツな形にはなっていますが、世界に一つのオリジナルです。西欧の著名人の受け売りではありません。できあがりつつある医学体系から見えてきたことは、人間の心と体の健康はどのようにできているのか、幸せな心は何が作り出しているか、苦（ストレス）に対して人はいかに向き合うのがよいか、などです。未だ、全体像が完成されているわけではありませんが、現時点で読者に役立つ情報を提供しようと書き上げました。

最後に、本書の企画・編集を担当してくれました伊藤瞳さんに心より感謝申し上げます。

令和元年の年に

有田秀穂

参考文献

ウィリアム・フレイ、石井清子訳『涙 人はなぜ泣くのか』日本教文社、1990年
村木弘昌『釈尊の呼吸法――大安般守意経に学ぶ』春秋社、2001年
有田秀穂『セロトニン欠乏脳 キレる脳・鬱の脳をきたえ直す』NHK出版（生活人新書）、2003年
有田秀穂、原田玲子『コア・スタディ 人体の構造と機能』朝倉書店、2005年
有田秀穂監修『呼吸の事典』朝倉書店、2006年
有田秀穂『脳内物質のシステム神経生理学――精神精気のニューロサイエンス』中外医学社、2006年
有田秀穂『脳からストレスを消す技術』サンマーク出版、2008年
有田秀穂『ウォーキングセラピー』かんき出版、2008年
板橋興宗『猫は悩まない――極楽に生きる処方箋』時鐘舎、2008年
有田秀穂『睡眠ホルモン 脳内メラトニン・トレーニング』かんき出版、2008年
有田秀穂『歩けば脳が活性化する――お遍路さんは何故歩くか？』ワック（WAC文庫）、2009年
有田秀穂、中川一郎『「セロトニン脳」健康法――呼吸、日光、タッピング・タッチの驚くべき効果』講談社（講談社＋α新書）、2009年
小笠原清忠『武道の礼法』日本武道館、2010年
有田秀穂「セロトニン神経系とリズム運動――坐禅、ウォーキング、ガム噛み、フラダンスなど」『神経内科72号』pp.21〜27、2010年

Yu X, Fumoto M, Nakatani Y, Sekiyama T, Kikuchi H, Seki Y, Sato-Suzuki I, Arita H (2011)
"Activation of the anterior prefrontal cortex and serotonergic system is associated
with improvements in mood and EEG changes induced by Zen meditation practice in novices."
International Journal of Psychophysiology 80: pp. 103-111

有田秀穂『「脳ストレス」に強くなる！ セロトニン睡眠法』青春出版社、２０１１年

有田秀穂『人間性のニューロサイエンス——前頭前野、帯状回、島皮質の生理学』中外医学社、２０１１年

デイビット・ハミルトン、有田秀穂（訳）『親切は驚くほど体にいい』飛鳥新社、２０１１年

ウォルター・アイザックソン、井口耕二（訳）『スティーブ・ジョブズ』講談社、２０１１年

有田秀穂『「会社帰りに一杯」の習慣は大正解だった
癒しの脳内物質・オキシトシンが心を満たす』マイナビ（マイナビ新書）、２０１２年

有田秀穂『医者が教える正しい呼吸法』かんき出版、２０１３年

寺井広樹・有田秀穂『涙活でストレスを流す方法——公式涙活本』主婦の友社、２０１３年

有田秀穂『脳からストレスをスッキリ消す事典』ＰＨＰ研究所（ＰＨＰビジュアル実用ＢＯＯＫＳ）、２０１２年

有田秀穂『ひらめく！ ひとり散歩ミーティング』きこ書房、２０１６年

有田秀穂（監修）『幸せになる！ 心に効く処方箋』宝島社（ＴＪＭＯＯＫ）、２０１６年

有田秀穂『自律神経をリセットする太陽の浴び方
幸せホルモン、セロトニンと日光浴で健康に』山と溪谷社、２０１８年

山崎春奈、バズフィード・ジャパン『ドコモの絵文字、ＭｏＭＡに収蔵
「すごいことすぎて現実感が…」生みの親の思い——20年の時を超えて、世界のｅｍｏｊｉに。』
（https://www.buzzfeed.com/jp/harunayamazaki/emoji-moma、閲覧日：２０１９年1月31日）

有田秀穂（ありた・ひでほ）

1948年東京生まれ。東京大学医学部卒業後、東海大学病院で臨床に、筑波大学基礎医学系で脳神経系の基礎研究に従事。その間、State University of New York at Buffaloに留学。東邦大学医学部統合生理学で助教授、教授を歴任。座禅とセロトニン神経・前頭前野について研究し、2013年に名誉教授となる。各界から注目を集める「セロトニン研究」の第一人者。

現在はセロトニンDojoで、セロトニン不足がさまざまな精神不安定状態を引き起こすことを説く。また、SSRIなどの抗うつ剤が効かず悩んでいる人々に対して革新的なトレーニング法を伝授しており、新しい目線から治療を行っている。

『脳からストレスを消す技術』（サンマーク出版）は20万部を越えるベストセラー。そのほか『ストレスすっきり!! 脳活習慣』（徳間書店）、『セロトニン欠乏脳』（NHK生活人新書）など著書多数。

セロトニンDojo http://www.serotonin-dojo.com/

EYE LOVE EYE

視覚障害その他の理由で活字のままでこの本を利用出来ない人のために、営利を目的とする場合を除き「録音図書」「点字図書」「拡大図書」等の製作をすることを認めます。その際は著作権者、または、出版社までご連絡ください。

脳科学者が教える やっかいな脳のクセをリセットする
朝5分の呼吸法

2019年5月24日　初版発行

著　者　有田秀穂
発行者　野村直克
発行所　総合法令出版株式会社
〒103-0001 東京都中央区日本橋小伝馬町15-18
ユニゾ小伝馬町ビル9階
電話　03-5623-5121
印刷・製本　中央精版印刷株式会社

落丁・乱丁本はお取替えいたします。
©Hideho Arita 2019 Printed in Japan
ISBN 978-4-86280-685-7
総合法令出版ホームページ　http://www.horei.com/